肺癌科普系列丛书 "攻守有道"

丛书主编◎胡　坚　刘伦旭　黄云超　陈　椿

中国抗癌协会肺部肿瘤整合康复专业委员会
中国抗癌协会肺癌科普示范基地（浙江大学医学院附属第一医院）
浙江省医师协会胸外科医师分会
浙江省医疗器械临床评价技术研究重点实验室

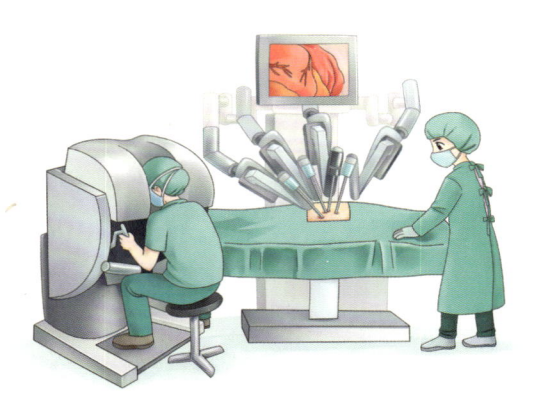

手"刀"病除

主　编◎胡　坚　陈　昶　谭锋维　汪路明
副主编◎马少华　李树本　彭　俊　周振宇

ZHEJIANG UNIVERSITY
浙江大学出版社
·杭州·

图书在版编目（CIP）数据

手"刀"病除 / 胡坚等主编. -- 杭州 : 浙江大学出版社, 2024.12. -- ISBN 978-7-308-25490-8

Ⅰ. R734.2

中国国家版本馆CIP数据核字第20246WC831号

手"刀"病除
胡　坚　等主编

责任编辑	张　鸽　张凌静
责任校对	季　峥
封面设计	黄晓意
出版发行	浙江大学出版社
	（杭州天目山路148号　邮政编码：310007）
	（网址：http://www.zjupress.com）
排　　版	浙江大千时代文化传媒有限公司
印　　刷	浙江省邮电印刷股份有限公司
开　　本	880mm×1230mm　1/32
印　　张	6
字　　数	120千
版 印 次	2024年12月第1版　2024年12月第1次印刷
书　　号	ISBN 978-7-308-25490-8
定　　价	59.00元

版权所有　侵权必究　　印装差错　负责调换

浙江大学出版社市场运营中心联系方式：（0571）88925591；http://zjdxcbs.tmall.com

肺癌科普系列丛书"攻守有道"

丛书主编 胡 坚 高树庚 刘伦旭 陈 椿

《手"刀"病除》编委会

主　　编 胡 坚 陈 昶 谭锋维 马少华
副 主 编 汪路明 李树本 彭 俊 周振宇

编委（按姓名拼音排序）：

蔡开灿　南方医科大学南方医院
陈　昶　上海市肺科医院
陈锋夏　河南省人民医院
陈　军　天津医科大学总医院
陈求名　浙江大学医学院附属第一医院
陈献国　金华市中心医院
陈志军　舟山医院
程　钧　浙江大学医学院附属第一医院
耿　庆　武汉大学人民医院
郭占林　内蒙古医科大学附属医院
何天煜　浙江大学医学院附属第一医院
胡　坚　浙江大学医学院附属第一医院
黄旭华　浙江大学医学院附属第一医院

姜　涛	空军军医大学唐都医院
柯　磊	浙江大学医学院附属第一医院
李单青	中国医学科学院北京协和医院
李树本	广州医科大学附属第一医院
梁朝阳	中日友好医院
林慧庆	武汉大学人民医院
刘佳聪	浙江大学医学院附属第一医院
刘彦国	北京大学人民医院
柳硕岩	福建省肿瘤医院
吕　望	浙江大学医学院附属第一医院
马洪海	浙江大学医学院附属第一医院
马金山	新疆维吾尔自治区人民医院
马少华	北京大学肿瘤医院
梅新宇	中国科学技术大学附属第一医院
孟　迪	浙江大学医学院附属第一医院
倪彭智	浙江大学医学院附属第一医院
彭　俊	云南省第一人民医院
宋启斌	武汉大学人民医院
孙大强	天津市胸科医院
孙　铧	浙江省台州医院
谭锋维	中国医学科学院肿瘤医院
唐慕虎	浙江大学医学院附属第一医院

《手"刀"病除》编委会

滕　啸　浙江大学医学院附属第一医院
田　辉　山东第一医科大学第一附属医院
汪路明　浙江大学医学院附属第一医院
王延烨　浙江大学医学院附属第一医院
魏　立　河南省人民医院
吴志刚　浙江大学医学院附属第一医院
吴子恒　浙江大学医学院附属第一医院
夏平会　浙江大学医学院附属第一医院
许　顺　中国医科大学附属第一医院
薛　涛　东南大学附属中大医院
虞　莉　浙江大学医学院附属第一医院
喻光懋　绍兴市人民医院
张春芳　中南大学湘雅医院
张庆怡　浙江大学医学院附属第一医院
张玉前　浙江大学医学院附属第一医院
周　坤　浙江大学医学院附属第一医院
周　原　浙江大学医学院附属第一医院
周振宇　浙江大学医学院附属第一医院

审稿委员会（按姓名拼音排序）：
陈保富　台州市中心医院
陈剑锋　福建医科大学附属第一医院

陈　亮　江苏省人民医院
陈铭伍　广西医科大学第一附属医院
陈勇杰　余姚市人民医院
崔　键　哈尔滨医科大学附属第四医院
崔　永　首都医科大学附属北京友谊医院
董礼文　杭州市中医院
范庆浩　金华市人民医院
傅林海　绍兴市人民医院
顾春东　大连医科大学附属第一医院
韩开宝　厦门医科大学附属厦门弘爱医院
韩泳涛　四川省肿瘤医院
韩育宁　宁夏医科大学总医院
贺靳贤　宁波市医疗中心李惠利医院
胡文涛　宁波大学附属第一医院
黄　彬　丽水市人民医院
黄云超　云南省肿瘤医院
江　洪　杭州市第一人民医院
姜　杰　厦门大学附属第一医院
廖永德　华中科技大学同济医学院附属协和医院
林勇斌　中山大学附属肿瘤医院
刘德若　中日友好医院
刘宏旭　辽宁省肿瘤医院

《手"刀"病除》编委会

刘建阳　吉林省肿瘤医院
刘俊峰　河北医科大学第四医院
柳　凯　浙江大学医学院附属邵逸夫医院
马海涛　苏州大学附属第一医院
茅乃权　广西医科大学附属肿瘤医院
彭忠民　山东第一医科大学附属省立医院
蒲　强　四川大学华西医院
尚文军　宁波市北仑区人民医院
沈琦斌　湖州市中心医院
孙　伟　海南医学院第二附属医院
滕晓东　浙江大学医学院附属第一医院
王安生　蚌埠医科大学第一附属医院
王长春　浙江省肿瘤医院
王海涛　浙江省人民医院
王明松　上海交通大学医学院附属第九人民医院
王　新　南阳市中心医院
翁贤武　浙江大学医学院附属第四医院
吴　丹　慈溪市人民医院
吴旭辉　丽水市人民医院
吴中杰　嘉兴市第一医院
徐步远　平阳县人民医院
徐文震　三门县人民医院

许建新	莆田市第一医院
许荣誉	泉州市第一医院
许志扬	莆田市第一医院
杨　刚	铜陵市立医院
杨　弘	中山大学肿瘤防治中心
杨明磊	宁波市第二医院
杨　洋	同济大学附属上海市肺科医院
叶　波	杭州师范大学附属医院
叶敏华	浙江省台州医院
余欢明	湖州市第一人民医院
俞晓军	杭州市富阳区第一人民医院
张　昊	徐州医科大学附属医院
张　军	嘉兴市第二医院
张力为	新疆医科大学第一附属医院
张临友	哈尔滨医科大学附属第二医院
张苏宁	中国医科大学附属盛京医院
张　奕	漳州市医院
赵　纯	丽水市中心医院
郑大为	宁波市医疗中心李惠利医院
郑勇洪	衢化医院
钟方明	杭州市红十字会医院
钟文昭	广东省人民医院

朱有才　浙江省荣军医院

祝鑫海　浙江医院

序

中共中央、国务院发布的《"健康中国2030"规划纲要》提出了"健康中国"建设的目标和任务，强调以预防为主，防治结合，倡导健康文明生活方式，预防控制重大疾病。"健康中国，科普先行"，健康知识普及行动作为健康中国行动15个专项行动之首，是整个健康中国行动的基础，是推动"以治病为中心"向"以人民健康为中心"转变的重要措施。

国家癌症中心2024年最新发布的全国癌症报告显示，肺癌仍然是我国发病率和死亡率最高的恶性肿瘤。而早发现和早治疗能显著提升患者生存率，凸显早诊早治的重要性。如今，医学诊疗技术日新月异，肺癌的治疗技术也有了大幅提升，特别是外科手术已经从传统的"开大刀"进步到微创胸腔镜手术和机器人手术，三孔、两孔、单孔手术，甚至是无疤痕手术，切口越来越小，创伤越来越小，术后康复越来越快。然而，大众对肺癌及其手术治疗仍较为陌生，对手术的顾虑和抗拒仍然严重。因此，亟须一本权威、通俗易懂、生动有趣的科普书籍，为全社会科普肺癌及其手术治疗的相关知识。

浙江大学医学院附属第一医院胸外科团队联合全国胸外科知名专家，为大众带来了关于肺癌防治的系列科普图书，攻守有道，以手术为核心，展示其重要科普内容。该系列科普图书语言通俗易懂，并配有有趣的科普插图，将有助于读者阅读和理解。读者通过阅读该系列科普图书，可以更全面地了解肺癌、认识手术，积极主动配合治疗，从而达到精准治疗、手"刀"病除的效果。此外，也需要读者充分认识和了解术后康复的重要性，以期在医生、护士、患者及其家属的共同努力下，实现肺癌手术后快速康复。

期冀读者通过阅读该系列科普图书，认识肺癌及其手术治疗，实现早诊早治，既不错过治疗也不过度治疗。

科普先行一小步，健康中国一大步。让我们共筑全民健康新格局。

刘伦旭

四川大学华西医院

前 言

当前，肺癌是严重影响人类健康的第一大恶性肿瘤，其具有"双高"特点——高发病率、高死亡率，是全球共同面临的一个重大公共卫生问题。

近年来，肺癌的治疗手段及方法日新月异，精准靶向治疗及以病因学为基础的免疫治疗为肺癌治疗带来了新格局。在此背景下，手术治疗作为肺癌的经典治疗手段，也实现了重要的突破与飞跃。手术治疗在肺癌的全程诊疗中占有重要的地位。让全社会共同关注肺癌、了解手术、实现精准治疗，是本书出版的核心意义所在。

浙江大学医学院附属第一医院胸外科团队通过总结肺癌手术治疗及围手术期综合管理等方面的临床经验，结合社会各界人士最希望了解的相关手术科普知识，编写出版了《手"刀"病除》一书，以便大众能更深入地了解肺癌知识及其手术治疗，缓解患者及其家属围手术期的担忧和困惑。此外，也希望通过本书的出版，抛砖引玉，进一步提升社会对肺癌手术治疗的全面认识。

作为肺癌科普系列书籍的开篇之作，《手"刀"病除》汇集了全国胸外科领域一线专家的先进理念和实践经验，并简要介绍了肺癌手术治疗及围手术期综合管理等的最新研究进展，以通俗易懂的语言，为读者提供了丰富的具有较高阅读价值的科普内容。

本书可供关注肺癌诊疗的社会各界人士阅读，也可供胸外科及相关学科医护人员在开展临床科普工作中参考使用。

相信在社会各界的共同努力下，在医务工作者的坚韧守护与不懈努力下，我们一定能够实现肺癌的可防可控，"攻守有道"，实现肺癌的精准诊治——手"刀"病除。

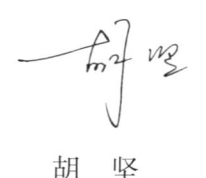

胡　坚

浙江大学医学院附属第一医院

内容提要

2024年，国家癌症中心发布了2022年肺癌流行病学调查数据，其中肺癌发病人数达106.06万，死亡人数达73.33万，均创历史新高。

近年来，肺癌的诊治一直面临着巨大挑战。如何在肺癌诊治上实现重大突破？

对于早期肺癌，手术是最重要的治疗手段，可明显提高患者的生存率，并有望实现治愈目标。

本书系统、全面地介绍了肺部的基本结构，肺癌的手术方式和手术指征；详细阐述了肺癌手术的术前准备、注意事项、术后恢复等，要重视患者术前宣教，提高患者治疗依从性，以帮助患者从容面对手术治疗，少走弯路，尽快康复，尽早回归正常的生活状态。

早期肺癌可防可治。早期肺癌患者更应注意提高生活质量，改善生活状态，缓解紧张、焦虑情绪。因此，本书特别设置了生活质量相关内容，以帮助患者提高术后康复质量。

本书结合前沿热点，对肺癌的术后治疗路径和手段进行了深入解答。为了更加直观、生动地展示相关内容,帮助人们准确理解相关科普知识,本书还特别配置了精美的图片和绘画。

医学研究日新月异,本书在编撰过程中难免存在疏漏与不足之处,敬请社会各界人士及时反馈,不吝赐教!

《手"刀"病除》编委会

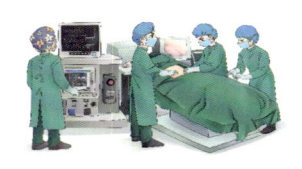

目 录

第一章 肺部解剖与肺癌 / 001

第一节　肺部解剖　　　　　　　　　　　　002
第二节　肺的功能　　　　　　　　　　　　003
第三节　肺癌的基本现状　　　　　　　　　006
第四节　肺癌的基本分类　　　　　　　　　008

第二章 肺结节与肺部肿瘤 / 011

第一节　肺结节的概念　　　　　　　　　　012
第二节　肺结节的分类　　　　　　　　　　013
第三节　肺结节检出率升高的原因　　　　　014
第四节　肺癌的病理分型　　　　　　　　　015
第五节　肺癌的高危因素　　　　　　　　　018
第六节　肺结节与肺癌　　　　　　　　　　022
第七节　肺结节的专科治疗手段　　　　　　028

第三章 肺癌手术的术前评估 / 031

第一节　患者一般情况评估　　　　　　　　032
第二节　肿瘤相关的具体评估　　　　　　　037
第三节　不适合手术治疗的情况　　　　　　040

第四章　肺癌手术的术前准备　／ 041

第一节　患者的身心准备　042

第二节　术前宣教　051

第五章　肺癌的手术方式　／ 063

第一节　肺癌手术切口的分类　065

第二节　肺切除的手术方式　072

第六章　肺癌手术的基本流程　／ 083

第一节　手术前麻醉医生的评估和准备工作　084

第二节　手术过程中麻醉医生的监护工作　086

第三节　手术室内常用仪器　089

第四节　胸外科手术切口及体位选择　091

第五节　胸外科手术的基本流程　093

第六节　手术完成后的麻醉复苏过程　096

第七节　术后疼痛管理　097

第八节　术中快速病理冰冻切片检查的意义　100

第七章　肺部手术的术后注意事项　／ 103

第一节　有效的呼吸康复训练　104

第二节　术后疼痛的原因及辅助镇痛的方式　107

第三节　术后下肢静脉血栓的预防　107

第四节	术后的饮食禁忌	108
第五节	胸腔闭式引流管及水封瓶的用处	109
第六节	术后有效的运动康复训练	114
第七节	围手术期液体管理	116
第八节	患者术后常见症状	118
第九节	良好的情绪可以有效缓解术后症状	121

第八章　肺癌的辅助治疗和新辅助治疗　/ 123

第一节	肺癌辅助治疗	124
第二节	肺癌新辅助治疗	128
第三节	常见不良反应及处理	133

第九章　肺癌术后的远期治疗及随访策略　/ 139

第一节	病理报告的解读	140
第二节	术后的常规复查	143
第三节	术后辅助化疗、放疗、免疫治疗后的复查	145
第四节	术后长期靶向治疗后的复查	146
第五节	术后复发的应对策略	147

第十章　肺癌术后生活质量评价　/ 153

| 第一节 | 术后生活质量有学问 | 154 |
| 第二节 | 术后生活质量需重视 | 155 |

第三节　生活质量评价讲科学　　157
第四节　提高术后生活质量有妙招　　159
第五节　术后焦虑不可取　　168

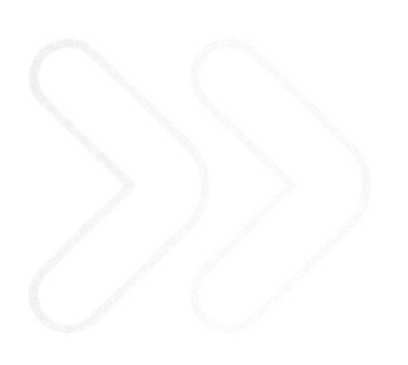

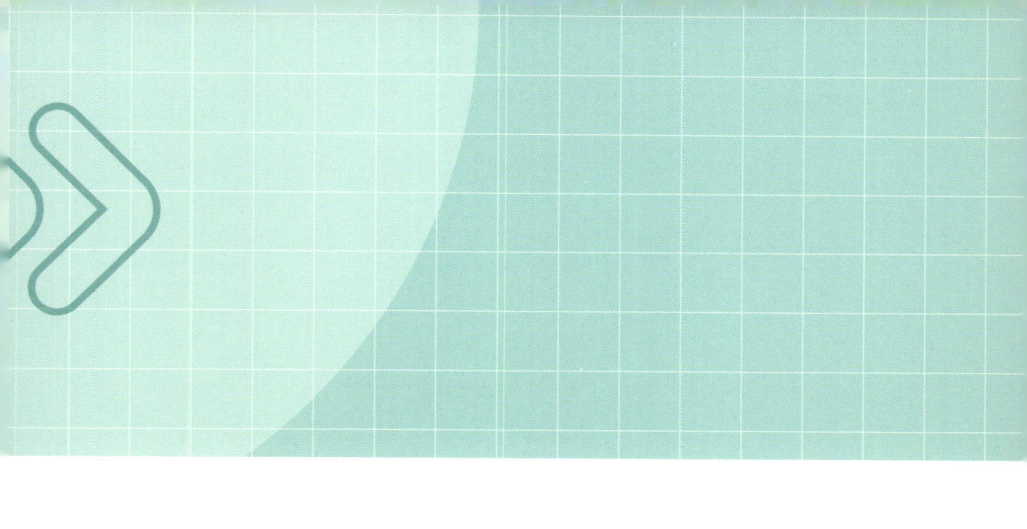

第一章

肺部解剖与肺癌

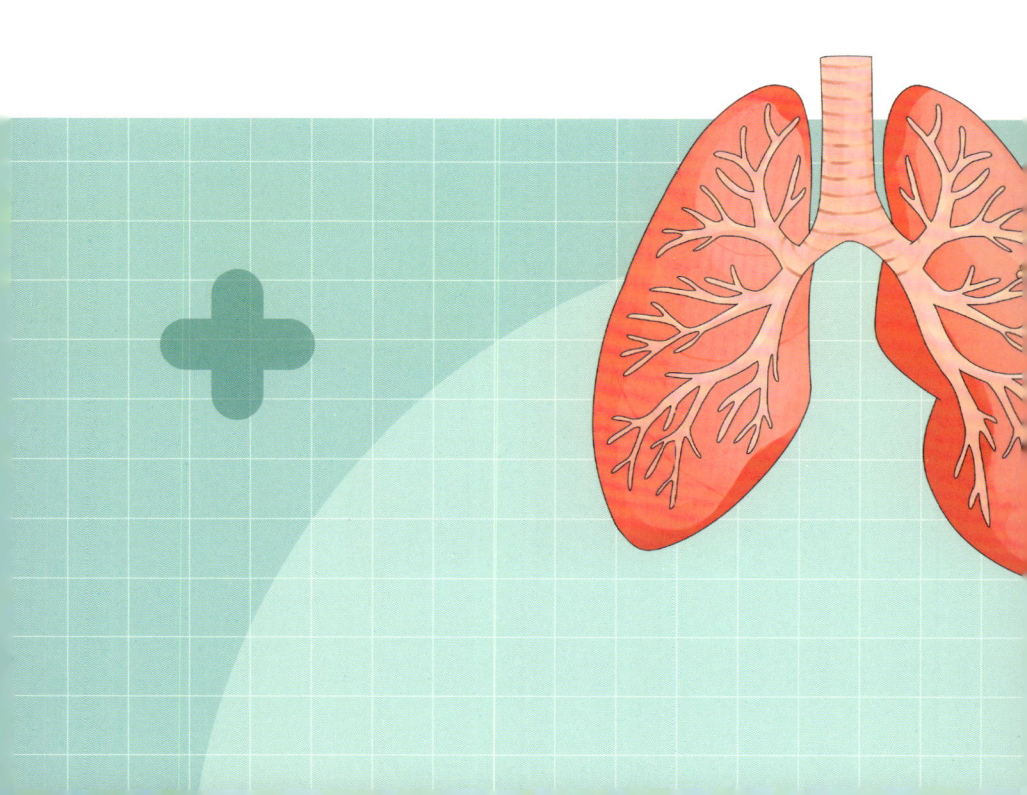

第一节　肺部解剖

人无时无刻不在呼吸。肺位于胸腔内，是我们人体的呼吸器官，主要由不断分叉的支气管和末端膨大的肺泡共同构成。肺质地柔软，像海绵一样的构造赋予其压缩和舒张的能力。它通过支气管、气管与外界相通，是进行气体交换的场所。

气管在肺里的分布形似一棵倒过来的大树，气管好比是树干，支气管就像树枝一样不断分叉，向肺的远端伸展（见图1-1）。首先，肺分为左肺和右肺（分别对应左、右主支气管）。然后，右肺可以进一步分为上叶、中叶、下叶（分别对应上、

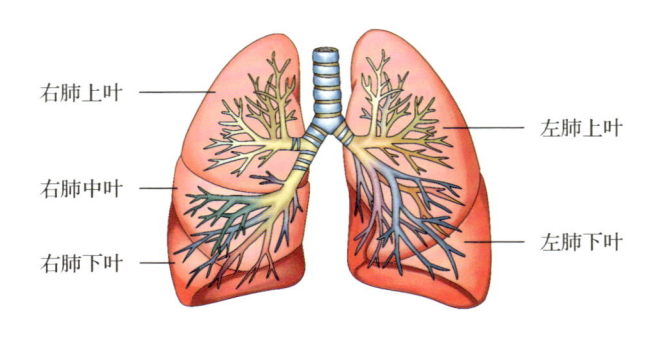

图1-1　肺的分叶解剖结构示意

第一章　肺部解剖与肺癌

中、下叶支气管）；左肺也可以进一步细分，但左肺仅有上叶、下叶（分别对应上、下叶支气管）。每个肺叶还可以继续细分为若干个肺段（对应段支气管）。段支气管又可以再分支，分出众多细支气管。细支气管还可以继续分支，越分越细，直到终末端细支气管，最终连接膨大成球囊状的肺泡（见图1-2）。肺部的气体交换就在末端的肺泡内进行。可别小瞧了这些肺泡，虽然单个肺泡很小，需要在显微镜下才能看清楚，但是肺部共有数亿个肺泡，如果把所有肺泡展开铺平，表面积有近100平方米，比我们换乘的公交车站还要大许多，用于人体的气体交换绰绰有余。

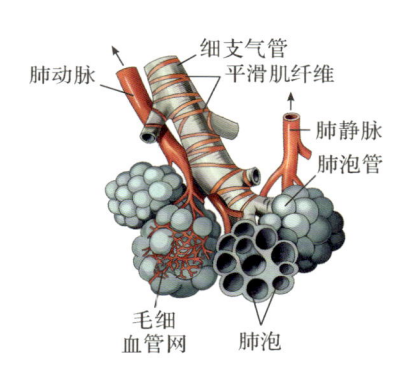

图1-2　气管→支气管→肺泡，及肺泡放大的解剖示意

第二节　肺的功能

肺是人体与外界不断进行气体交换的主要场所，其吸入氧气，排出二氧化碳。肺泡数目很多，外面包绕着丰富的毛细血

手"刀"病除

管和弹性纤维。肺泡壁和毛细血管壁都很薄,有利于气体交换。人体通过鼻或嘴吸入新鲜空气后,空气穿过咽喉部的声门进入气管往下走行,通过左、右主支气管,分别进入左、右两肺的支气管,最终沿着越分越细的支气管进入最远端的肺泡。在肺泡周围的毛细血管中,红细胞中的血红蛋白主要携带二氧化碳,在经过肺泡时排出二氧化碳,然后带上刚被吸入体内的新鲜氧气(见图1-3)。气体交换的过程非常迅速,只有几十毫秒(1秒等于1000毫秒)。经过气体交换后,血液由含氧少、含二氧化碳多的静脉血,变成含氧多、含二氧化碳少的动脉血,

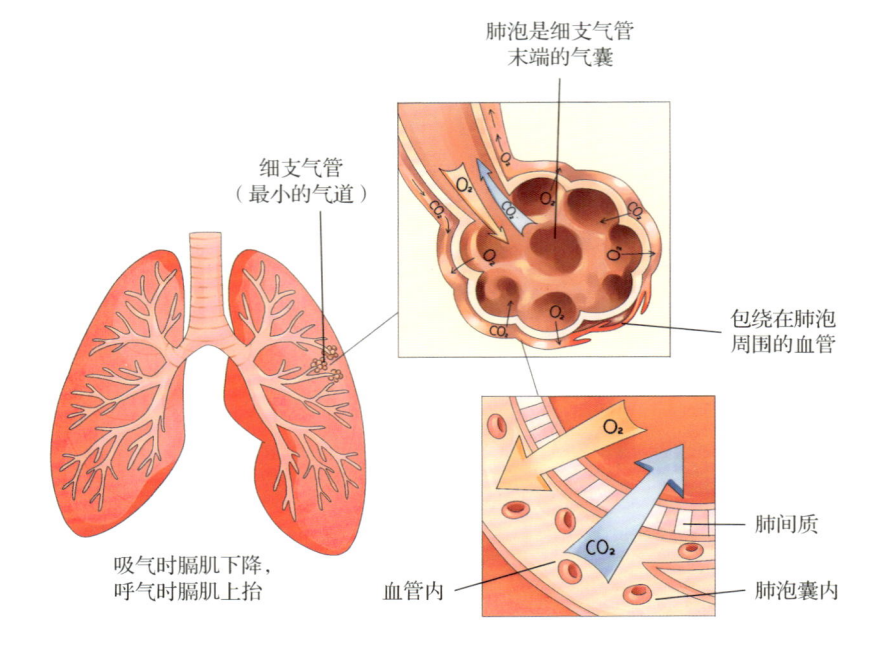

图1-3 肺部的气体交换示意

再通过心脏将血液"泵"出，将氧气输送到全身。

在进行肺部的外科手术之前，胸外科医生都会重点评估患者的肺功能情况。因为肺部组织切除后无法再生，所以在术前需要预估患者术后剩余的肺功能是否能够维持全身对氧气的需求。

除发挥呼吸功能外，肺还具有免疫防御、代谢调节、储血等功能。

肺有由巨噬细胞、细胞毒性T淋巴细胞和中性粒细胞等组成的细胞免疫系统，可以吞噬和清除吸入气体中的病原微生物和其他尘粒，使气管、支气管、肺泡保持相对无菌状态。肺可以通过分泌溶菌酶、干扰素、补体等细胞因子提供非特异性体液免疫功能，还可以分泌免疫球蛋白（如IgA、IgG等），特别是分泌型IgA（SIgA），提供气道局部的特异性体液免疫功能。

此外，肺也具有一定的代谢调节功能，可以合成、激活、释放和分解生物活性物质，调节肺及其他器官的功能活动。比如，肺可以分泌肺表面活性物质、心房钠尿肽、肿瘤坏死因子等细胞因子，来调节肺部的生理功能。

此外，肺部富含血管，其血容量约为450毫升，占全身血量的9%。肺部血容量随呼吸而改变：在深吸气时，随着肺组织的膨胀，肺部血容量可增加到1000毫升；而在用力呼气时，血容量可减少至200毫升。由于肺的血容量较大，变动范围也大，所以肺在一定程度上也可以发挥储血的作用。

第三节　肺癌的基本现状

肺部承担着与外界交通的功能，因此也易受外界因素影响。比如细菌、病毒、有毒物质等都可能随着人体的呼吸进入肺部，从而导致肺部疾病。其中最令人望而生畏的，自然是肺癌。

肺癌是全球目前第一大癌症，也是中国第一大癌症，长期占据癌症发生率和死亡率的"第一把交椅"。根据国际癌症研究机构（International Agency for Research on Cancer，IARC）发布的2022年版《全球癌症统计报告》，2022年中国新发癌症病例约482.47万例，癌症死亡病例约257.42万例，分别占全球病例的24.16%和26.44%，相当于我国平均每分钟约有9人检出癌症、有5人因癌症死亡。其中，肺癌病例占新发癌症病例的21.98%，死亡人数占癌症死亡人数的28.49%，远超过其他癌症。究其原因，有人们寿命延长、医疗水平进步，从而使肺癌检出率提高；有生活环境、生活习惯的因素，也有对肺癌认识不足、早期筛查和早期治疗不及时等。

那么，什么是肺癌呢？肺癌是一种发源于肺叶支气管黏膜上皮或肺泡上皮的恶性肿瘤。在呼吸过程中，我们吸入的气体都会进入肺部进行气体交换，除人体所需的氧气之外，支气管和肺泡的黏膜细胞也在不断地接触空气中夹杂的有害物质，比如烟草烟雾、雾霾颗粒、厨房油烟等。就如人老了会死去一样，

第一章　肺部解剖与肺癌

黏膜细胞也在不断地经历着新陈代谢。在黏膜细胞受损后，受损、衰老的黏膜细胞就会凋亡，新的黏膜细胞又会产生。但是，如果我们不注意自己的生活环境和生活习惯，支气管黏膜就会不断地受到有害物质的损伤，日积月累，个别黏膜细胞在新陈代谢过程中就可能发生特殊的基因突变，导致细胞分裂和生长失控，从而形成肺癌（见图1-4）。而从正常细胞演变成癌细胞，再聚集成大块肿瘤，一般需要数年甚至数十年时间。因此，肺癌的发生是一个漫长、多阶段的过程。

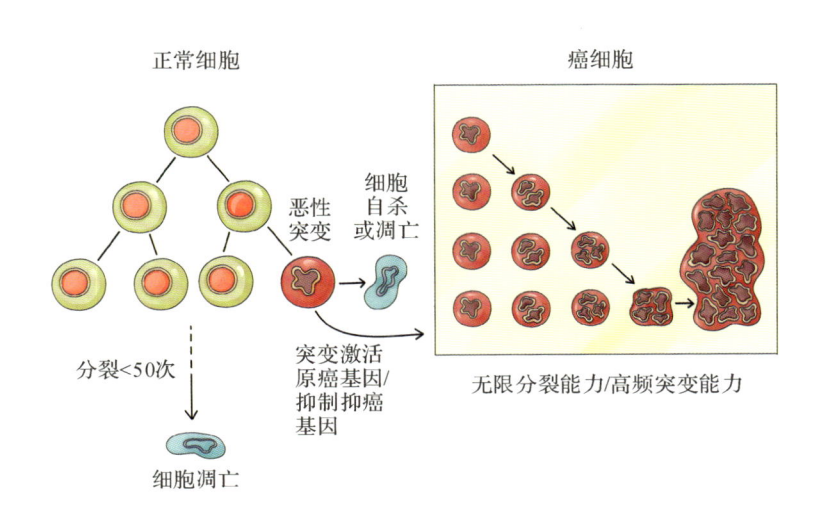

图1-4　癌细胞是怎么产生的

第四节　肺癌的基本分类

肺癌是肺部恶性肿瘤的总称，从组织病理学上进行分类，通常可以分为小细胞肺癌和非小细胞肺癌两大类。而非小细胞肺癌又可以细分为腺癌、鳞癌、腺鳞癌、大细胞癌、肉瘤样癌、类癌等。

顾名思义，从细胞形态上来说，小细胞肺癌的单个癌细胞比较小，形态像燕麦颗粒（故也称燕麦细胞癌）。这时候，也许你会问："如果根据大小来分类，那么为什么要把小细胞肺癌单独分出来呢？毕竟还有一种肺癌叫大细胞肺癌，为什么不是分为大细胞肺癌和非大细胞肺癌呢？"其实，这是人们对肺癌进行深入研究后才得出的结论：小细胞肺癌具有一定的特殊性，与其他几种肺癌差别巨大，因此才会单独分类（见表1-1）。

从病因上来说，小细胞肺癌的发生与烟草有着密切的关系。多数小细胞肺癌患者有长期的吸烟史或烟草烟雾接触史。而非小细胞肺癌的病因更加复杂多样，包括吸烟、雾霾、职业环境、厨房油烟等。随着肺癌早筛的推广，越来越多的年轻人，尤其不吸烟的女性被发现患有早期肺腺癌，其中大多数与烟草无关。

表 1-1　小细胞肺癌与非小细胞肺癌的区别

项目	小细胞肺癌（SCLC）	非小细胞肺癌（NSCLC）
病因	吸烟、大气污染、氡接触史、遗传易感性、基因突变及慢性阻塞性肺疾病病史	与小细胞肺癌相似
发病部位	中央型肺癌，发生在段及以上支气管	既有中央型肺癌，发生在段及以上支气管（鳞癌多见）；也有周围型肺癌，发生在段支气管以下（腺癌多见）
肿瘤特点	癌细胞较小，生长快速，易扩散转移	癌细胞更大，生长及扩散速度远低于小细胞肺癌
症状	气短、咳嗽、咯血、胸痛等，极少数患者会出现一些与副肿瘤综合征相关的症状	与小细胞肺癌相似，常表现为胸痛、咯血、咳嗽等症状
治疗方式	手术、化疗、放疗、靶向治疗、免疫治疗	手术、化疗、放疗、免疫治疗
预后	较差，5年生存率仅为7%	较好，5年生存率达26%

从发病部位上来说，小细胞肺癌多数为中央型肺癌，发病部位更加靠近主支气管；而非小细胞肺癌既有中央型，也有外周型。

从肿瘤学特性上来说，小细胞肺癌的生长速度是所有肺癌中最快的。小细胞肺癌的组织平均约30天就可以增长一倍。此外，小细胞肺癌易在发病早期就发生肺外远处转移。而相对来说，非小细胞肺癌的生长速度较慢，如目前常见的肺部磨玻璃结节，平均直径倍增时间在400～700天，而且极少在该阶段发生淋巴结或肺外转移。

　　从治疗方案上来说,对于早中期可以完整切除的非小细胞肺癌,最好的治疗方式是外科手术。但是小细胞肺癌由于生长速度快,对于化疗或放疗非常敏感,单纯手术治疗后易复发、转移,手术效果较差,所以往往不主张手术切除。当然,随着对肺癌认识的进一步加深,外科手术治疗在小细胞肺癌的综合治疗方案中也逐步占有一席之地。

第二章

肺结节与肺部肿瘤

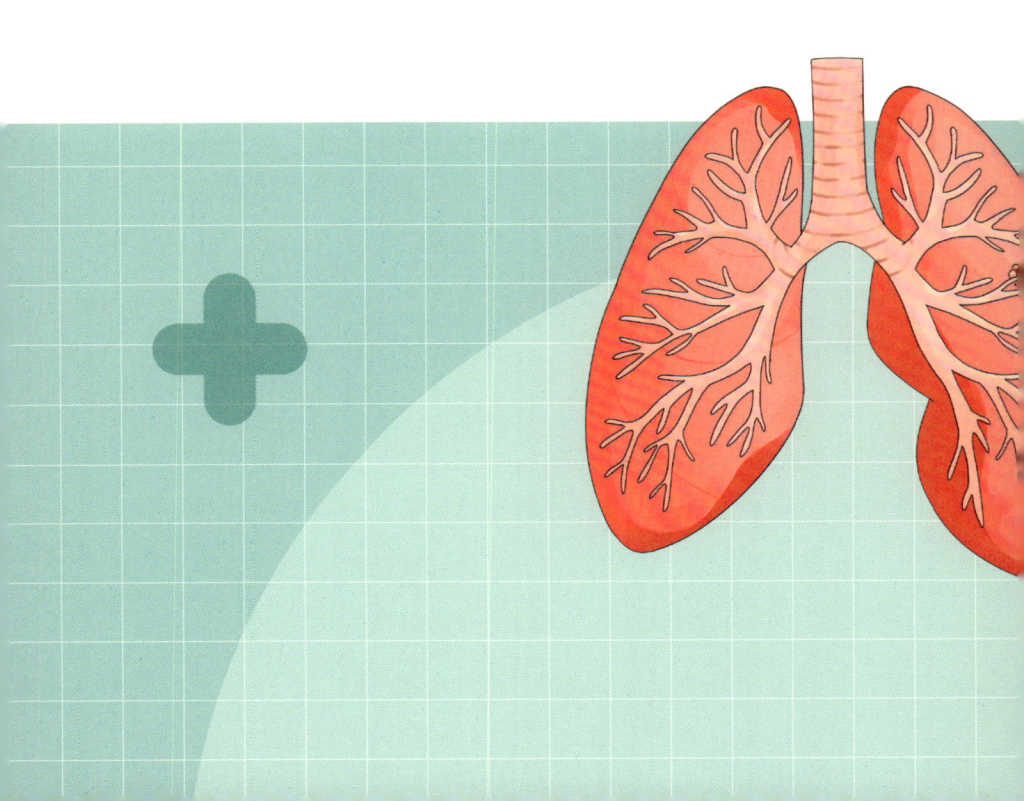

手"刀"病除

第一节　肺结节的概念

近年来，随着胸部影像学检查技术的进步，以及人们对健康体检关注度的提高，肺结节的检出率也呈逐年升高趋势，"谈结节色变"的也大有人在。在看到肺部有结节的体检报告后，许多人脑中可能浮现这样的问题——"肺结节是什么？""肺磨玻璃结节是什么？""发现肺磨玻璃结节该怎么办？""磨玻璃结节是不是就是肺癌呢？"

在医学知识缺乏的背景下，人们对肺结节往往存在一定误解，甚至可能过度畏惧。其实，肺结节并不意味着肺癌，肺结节也并不是一种疾病状态，而是影像学的一个诊断，指肺内直径≤3厘米的局灶性、类圆形、密度增高的实质性或亚实质性的阴影；直径＞3厘米的，称为肺部肿块。

肺结节有可能是炎症、肺内淋巴结、瘢痕组织、良性肿瘤等良性疾病，也有可能是肺癌。在日常生活中，主动或者被动吸烟、空气污染等都易导致肺结节形成，很多肺内疾病（包括结核、真菌感染、错构瘤等）也会导致肺结节形成。因此，没有必要"谈肺结节色变"，甚至为之过度担忧。

第二节　肺结节的分类

肺结节的分类方法有多种，可以根据结节的密度、性质或大小分类。

一、根据结节的密度分类

根据密度不同，肺结节可分为实性结节、部分实性结节、磨玻璃结节。如果将肺比喻成水，那么上面说的各种结节分别相当于石头、有石头的沙子、纯沙子。其中，磨玻璃结节又称磨玻璃影、毛玻璃结节等，英文简称为GGO或GGN，肺部CT表现为密度轻度增高的云雾状淡薄影，像磨砂玻璃一样，所以称为磨玻璃结节。根据内部的实性成分，磨玻璃结节又可以分为纯磨玻璃结节（pGGN）和混合磨玻璃结节（见图2-1）。

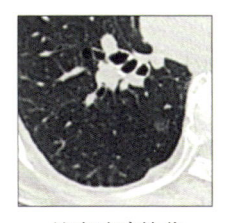

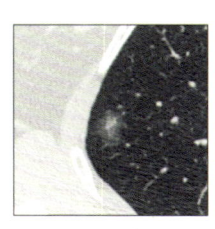

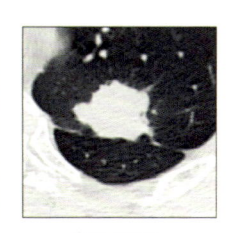

纯磨玻璃结节　　混合磨玻璃结节　　实性结节

图2-1　不同密度的肺结节

手"刀"病除

二、根据结节的性质分类

根据结节的性质，可以分为良性肺结节和恶性肺结节。良性肺结节包括良性肿瘤（如错构瘤等）、炎性结节或特殊感染（如隐球菌感染）结节等；恶性肺结节包括肺癌、肺转移癌等。

三、根据结节的大小分类

根据结节的大小，可以分为肺肿物、肺结节、肺小结节和肺微小结节。

肺肿物：直径＞3厘米；

肺结节：1厘米＜直径≤3厘米；

肺小结节：5毫米＜直径≤1厘米；

肺微小结节：直径≤5毫米。

第三节　肺结节检出率升高的原因

有人会问："为什么现在肺结节检出率这么高？"

这主要与以下因素有关。

1. 从解剖结构看，肺与外界直接相通，人体在不停地呼吸着空气，那么空气中的粉尘、病菌等都有可能直接吸入肺内，有可能导致感染性疾病，这些疾病都会导致肺结节形成，因为这些疾病在很多时候会留下瘢痕，影像学上表现为肺结节。

2.肺内几乎都是空气，肺部一旦出现病变，密度就会增高，高于正常的肺组织，因此肺部出现结节很容易在早期被发现；而人体其他器官，比如肝、肾、肠道等，本身就呈软组织密度，其内即使出现病变，也会因为缺乏密度对比而较难在早期被发现（相对于肺而言）。

3.现代影像设备和检查技术越来越先进，尤其近年来多排螺旋CT的出现取代了传统胸片，分辨率和薄层成像能力大大提高，扫描层厚越来越小，也就有越来越多的小病灶被发现。

4.医生的诊断能力不断提高，特别是人工智能辅助软件可以帮助发现以往单纯靠人眼不易发现的肺结节，进一步提高了肺结节的检出率。

第四节　肺癌的病理分型

肺癌是全球发病率和死亡率最高的恶性肿瘤，死亡人数也位居前列。按照发病位置，肺癌可以分为周围型肺癌和中央型肺癌；根据其病理组织学类型，可分为非小细胞肺癌和小细胞肺癌。其中，非小细胞肺癌占据肺癌的主要发病类型，大约85%的肺癌是非小细胞肺癌；而小细胞肺癌仅占15%，但其预后很差，术后易发生复发和转移，发现时往往已经没有手术机会。在肺癌的治疗中，明确病理类型是十分重要的。非小细胞肺癌又可以分为以下几种类型。

一、肺腺癌

肺腺癌是肺癌中发病率最高的癌症类型，在我国的发病率也逐年升高，逐渐替代鳞癌成为最常见的肺癌亚型。肺腺癌大多起源于小支气管黏膜上皮，因此肺腺癌大多为周围型肺癌，常见于女性患者，且与是否吸烟关系不大。肺腺癌在疾病早期往往没有明显的症状，常在体检时偶然发现，但是肺腺癌在早期就可以发生远处转移，有些肺腺癌在出现转移症状以后才得以确诊。

二、肺鳞状细胞癌

肺鳞状细胞癌，简称肺鳞癌，曾是我国肺癌最常见的发病类型。肺鳞癌通常与吸烟关系密切，多起源于主干或者较大的支气管节段，一般为中央型肺癌。其发病缓慢，病程较长，多伴有咳嗽、咳痰或者咯血等呼吸道症状，多见周围淋巴结转移。

三、大细胞肺癌

大细胞肺癌为神经内分泌癌的一种病理类型，在非小细胞肺癌中比较少见，肿瘤恶性程度比较高，发现时常伴有淋巴结转移或远处转移。相比于其他非小细胞肺癌，大细胞肺癌的预后往往较差。

除这三种常见的病理类型外，还有几种比较少见的肺部恶性肿瘤，包括支气管腺瘤、肉瘤样癌、典型类癌、不典型类癌、腺样囊性癌等。少数患者的病理类型也可能合并多种不同的组织学成分，比如腺鳞癌、小细胞肺癌中含有非小细胞肺癌的成分等，被称为混合型肺癌。

在临床诊疗中，除区分肺癌的病理类型外，对疾病进行分期也是十分重要的，肺癌的分期对于指导肺癌的治疗、预测肺癌的预后有着重要的作用。根据肿瘤大小及是否存在转移，肺癌可分为Ⅰ～Ⅳ期。关于具体治疗，我们将在后续章节中详细讲解。

除这些典型分期的肺癌外，非小细胞肺癌还包括特殊的早早期肺癌，被称为原位癌和微浸润肺癌，这两种类型的肺癌基本不会发生淋巴结转移和远处转移，手术切除后即可根治，5年生存率可达100%。早筛早检也是为了可以尽早发现肺癌并予以积极治疗。

第五节　肺癌的高危因素

一、吸　烟

吸烟是肺癌发生的主要原因之一。在因肺癌死亡的患者中，有很大一部分是由吸烟（包括被动吸烟）引起的。吸烟所产生的烟雾成分十分复杂，含有4000多种化合物。其中，气体占95%（如一氧化碳、氰化氢、挥发性亚硝酸胺等），颗粒物占5%（包括烟焦油、尼古丁等）。而其中有数十种已知的致癌物，如多环芳烃、亚硝酸胺等。这些有毒的化合物被人体吸入肺内后顺着支气管到达肺泡，再通过血流到达全身，危害人体健康。

二、厨房油烟

据统计，我国女性肺癌的发病率近几年上升很快，但女性吸烟者的比例很低，这可能更多是由厨房油烟等引起的。半数以上的非吸烟女性肺癌患者长期接触厨房油烟。可见，厨房油烟是现代女性患肺癌的罪魁祸首。食用油经过加热产生的油烟中含有丙烯醛、苯并芘、丁二烯、苯酚等有毒有害物质，这些都已经被证实是致突变物和致癌物。随着油温的升高，有毒有害物质也会增多，因此我们在做饭时眼和咽喉经常有烟雾刺激感。有些人喜欢用高温油煎炸食物；有的厨房吸油烟机设备老化，加之门窗关闭，导致厨房小环境的油烟污染严重；还有的家庭厨房连着卧室，冬天很少打开窗户，高温油烟久久不散，导致人体甚至在睡眠时也在吸入油烟，有毒有害烟雾长期刺激眼和咽喉而损伤呼吸系统的组织细胞。这种情况在城镇中老年女性肺癌患者中特别突出，其危险性是其他人的 2～3 倍。尤其在大城市中，家庭居住空间相对狭小，厨房油烟很难飘散到室外，而更易被在厨房劳作的人大量吸入。一些关于肺癌的流行病学研究指出，高温油烟会增加女性发生肺癌的风险，而吸油烟机的使用可降低该风险。研究发现，厨房油烟与炒菜时油的温度有直接的关系：当油加热到 150℃时，其中的甘油会生成油烟的主要成分丙烯醛，后者具有强烈的辛辣味，对鼻、眼、咽喉黏膜有较强的刺激，可引起鼻炎、咽喉炎、气管炎等呼吸道疾病；当油加热到"吐火"时，油温可达到 350℃，这时除产生丙烯醛外，还会产生凝聚体，不仅会使人产生"醉油"症状，还可能导致人体慢性中毒，易诱发呼吸系统和消化系统癌症。

三、空气污染

空气污染、雾霾也是导致肺癌发生的高危因素。2013 年 10 月，国际癌症研究机构发布报告称，有充分证据证明室外空气污染可以导致肺癌，人体接触颗粒物和空气污染的程度越深，罹患肺癌的风险就越高。该报告正式将空气污染划分为一类致癌物。

国际癌症研究机构此前已将空气污染中的一些成分定为一

手"刀"病除

类致癌物,如柴油发动机尾气。但将空气污染作为一个整体,列为一类致癌物,这还是第一次。当然,说到这里您可能还没有特别明确的概念,那么如果我告诉您,同属于这个类别的还有紫外线、石棉、苯并芘、甲醛、烟草等,是不是就觉得空气污染致癌不是危言耸听了呢?

不过,人体在污染的空气中待多长时间才会发生肺癌,尚无办法衡量。佩戴具有防 $PM_{2.5}$ 功能的口罩、在室内使用空气净化器、外出前根据空气质量指数决定出行方式及防护措施等,都能在一定程度上减少空气污染的致癌影响。

四、室内污染

室内装潢的放射性元素堪称最隐蔽的"室内杀手"。部分大理石、花岗岩含有放射性元素铀。铀极不稳定,会进一步衰变成氡。氡气是一种放射性气体,被人体吸入后,可产生"内辐射",引起癌症。

2011年,美国国家癌症研究所发布报告指出,对美国非吸烟者而言,室内氡污染已成为诱发肺癌的最主要危险因素。氡气无色无味。石材是否挥发出氡气,无法用肉眼判断。加之,铀的半衰期很长,会源源不断地释放氡气,即使长时间通风也难以去除。因此,不建议家居环境中大面积铺设大理石、花岗岩地板;不建议在室内摆放体积太大或数量太多的石头;不建议选择颜色鲜艳的石材(比如深红色、墨绿色),因为这类石头存在较高的氡污染风险。建议在装修前查看石材的检测报告。根据《建筑材料放射性核素限量》（GB 6566—2010），石材被分为 A、B、C 三类，只有 A 类石材可用于家居内环境装修。

五、职业暴露

有些高危职业会增加肺癌的发生风险。常见的肺癌高危工种有冶炼、烟草加工、印染、油漆及矿工等。此外，可致肺癌的职业危险因素是多方面的，例如，经常接触化学品、辐射等有毒物质，包括砷、石棉、铬、镍、煤焦、芥子气、异丙基油、矿物油，甚至烟草加热后的产物等。因此，可致肺癌的相关危险工种都需要有完善的职业卫生防护措施。此外，还要注意由工作场所通风不良引起的污染物严重超标问题，在职业致癌因素方面最大限度地堵截肺癌的"后备军"。

六、遗传因素

遗传因素也是肺癌的一个危险因素，有肺癌家族史者接触某些致肺癌因素（如化学性致癌剂、吸烟）后，患肺癌的风险比其他人高。但是，并非家族中有人患肺癌，其他人就一定会患肺癌，因为癌症的发生原因是多方面的。养成良好的生活卫生习惯，增强个人体质，对防癌也是至关重要的。有研究表明，肺癌是由基因和环境因素相互作用引起的。虽然肺癌可能具有一定的遗传性，但这只是一种潜在的可能性，并不是必然发生的。因此，有家族史的人只要不吸烟，避免与苯并芘等致癌物质频繁接触，适当注意营养并经常锻炼身体，定期进行防癌筛查，就不必为有肺癌家族史而太过担忧。

第六节　肺结节与肺癌

　　肺结节有良性和恶性之分，可能很多发现有肺结节的朋友会想自己的肺结节到底是良性的还是恶性的，就希望医生给个准话，到底是不是肺癌，或者将来会不会变成肺癌。对于肺结节良恶性的判定，目前还缺乏十分准确的鉴别方法。对于这个问题，不能仅靠 CT 检查来下定论。通过 CT 片子，最多能告诉你这个结节是不是像"不好的东西"。如果一定要知道它是不是肺癌（多数是早期癌），活检才是金标准，即从肺里面取一点组织（开刀或者用穿刺针扎进结节），然后请病理科医生在显微镜下观察有没有癌细胞。但显然，绝大部分肺结节不用如此折腾来明确。因为，仅有非常少的一部分肺结节最终被确诊为早期肺癌。美国学者用 9 年时间（2002 — 2011 年）对高危人群进行检查和后续随访，发现只有不到 4% 的人最后被确诊为肺癌。也就是说，95% 以上的肺结节其实是良性的，短期内不会有危害。近年来，我国很多城市开展肺癌早期筛查后也得出了类似的结论，因此无须因查出肺结节而过分恐慌。

直径小于 5 毫米的肺结节一般是良性的，即使是恶性的，绝大多数也属于非常早期的肺癌，进展较为缓慢，经过正规治疗大多可以达到根治的效果，预后非常好。而直径超过 5 毫米的肺结节，大部分是良性的，也有一部分是恶性的，鉴别相对困难。因此，建议在发现肺结节后至正规医院胸外科就诊，如果医生考虑当前良性的可能性大，通常会建议下一步治疗方案为抗感染后复查、3 个月复查、半年复查或 1 年复查等；如果考虑当前恶性的可能性大，医生通常会建议住院进一步检查和治疗。此外，即使肺结节是良性的，也不可掉以轻心，因其存在一定的恶性病变概率；且体积越大，恶性概率越高。医院也常会遇到因不按时随访，未及时发现结节异常快速增大而延误病情的情况，等到有症状就诊时发现已经因晚期转移扩散而影响治疗效果。因此，强烈建议有肺结节者在专科医生的建议和指导下定期随访和必要时进行合理治疗。

一、发现了肺结节怎么办？

随着社会经济水平的提高，胸部 CT 的普及程度越来越高，肺部小结节也被大量地检出。CT 曾经很少用于肺部筛查，很多人就算肺部有小结节可能也不知道。而最近几年，许多人拿到 CT 报告后面色凝重，被其中的"小结节""磨玻璃样结节"

等名字所困扰，有些人觉得自己被判了"刑"，心态也崩溃了，吃不好饭、睡不好觉。

然而，肺结节≠肺癌！！！不要谈肺结节色变。根据美国一项数万人的大型队列研究，CT检出的肺结节中，95%以上是良性结节，仅有少数为恶性的。大家也没有必要为此焦虑，但是有几项基本原则还是需要掌握的。一是除极少数由特殊感染引起的结节（比如肺结核结节）外，大部分良性结节不需要特殊治疗或随访，良性结节对我们的生存也几乎没有影响，所以可以放宽心，选择忽略它们。二是要仔细遵循医生的意见和建议进行随访。没必要过于担惊受怕，不必过度焦虑。过度惊慌不可取，但置之不理也不可取。过度惊慌会影响生理和免疫功能，诱发疾病；置之不理会延误病情而失去最佳治疗时机。发现肺结节后，应该带上详细的影像学资料及病史，尽快找专科医生鉴别，以得到下一步的观察或治疗建议。因各个医院对肺结节的研究不同，科室可能也会有所不同，总的来说，可先到正规医院咨询胸外科、影像科、呼吸内科等的医生。特别是胸外科医生，对肺结节良恶性判断有独特的优势，因为他们能将术后病理学检查结果与术前影像学检查结果进行反复对照，将理论与实践结合，不断提高对肺结节良恶性的判断能力。

对有些疑难的肺结节诊断，除咨询专科医生外，还需要进行多学科会诊（multi-disciplinary treatment，MDT）。大型医院大多有肺结节多学科团队，可以对肺结节进行MDT（见图

2-2）。参加肺结节 MDT 的一般是有经验的不同学科的专家，包括影像科、胸外科、呼吸科、肿瘤科专家等，且患者或（和）家属可全程参与讨论。不同专科的专家通过询问病史、家族史、个人史等，根据影像学和各种检验结果，综合多方面的因素（年龄、吸烟史、既往肿瘤史、家族史、职业接触、其他肺部疾病情况、传染性或感染性病原体接触等，以及肺结节的大小、形态、密度，相关的肺实质异常等）进行会诊讨论，并一般会给出明确的建议——保守治疗、穿刺活检、手术或定期随访观察

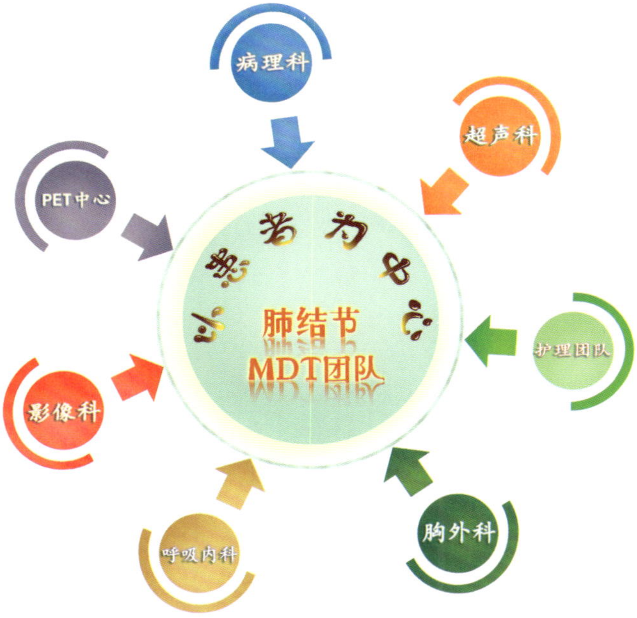

图2-2 胸外科肺结节MDT团队

等。对于专科医生或肺结节 MDT 给出的建议，患者及其家属应积极配合执行。如果肺结节风险度较高，就应进行穿刺活检或手术干预；对于风险度较低的结节，不必过分担忧、到处求证，应放松心情，按照医嘱定期随访观察即可。

"合理检查、理性评估、正确对待"才是我们面对肺结节的正确方式。

二、肺结节的相关误区

我们整理了对于肺结节的相关误区，供读者了解和学习。

误区一：肺结节都是肺癌

这个看法是完全错误的。CT 发现的肺部小结节大多是陈旧性的小结节或者生理性改变，也不需要特殊的药物治疗或者手术治疗，它们转变为肺癌的可能性也不大，只需要定期观察就可以了。研究发现，正常健康人体检发现肺结节的概率为 20% 左右，其中 99% 是良性的；而高危人群中发现肺结节为恶性的概率也仅为 5%，所以完全不需因肺结节而担惊受怕，而应该及时就诊，遵从专科医生的指导。

误区二：多发肺结节是不治之症

如上文所述，绝大多数肺结节是良性的，体检中的肺部小结节很多是炎性病灶或者陈旧性病灶，即使是多发的磨玻璃结节，也有很多是不需要处理的。哪怕是多原发性肺癌，手术治疗加上其他治疗也可以做到根治。

误区三：出现咳嗽、胸闷等症状，我的结节是不是变坏了

一般来说，位于外周的肺部小结节不会有任何症状，咳嗽、胸闷等症状的出现与肺结节的关系不大，不要因为这些症状而过度恐慌，而应该关注有没有原发疾病。

误区四：胸部增强 CT、PET-CT 对小结节的显影更好

对于大多数小结节，普通的胸部薄层 CT 已经可以很好地显现病变的形态，而不需要应用增强 CT 或者 PET-CT 等检查。对于磨玻璃结节及直径小于 1 厘米的肺结节，做增强 CT 和 PET-CT 意义不大。

误区五：服用药物或者食物调理可以消除肺结节

除由炎症引起的结节可以应用抗菌药物来消除外，大多数肺结节对药物不敏感，有些炎性结节即使不服药，也会被机体的免疫系统清除。

三、哪些肺结节需要特别关注？

CT 报告描述为"纤维条索""钙化灶""纤维增生"的小结节通常是良性的，而描述为"小结节""磨玻璃结节"等的病变则需要专科医生进行鉴别诊断。一般来说，直径小于5毫米的结节不需要干预和处理。直径在5～10毫米的结节需要以胸外科医生为主导的多学科团队进行评估；若结节直径大于10毫米，有必要引起重视，及时就诊，进行干预和治疗。对于高危人群（长期吸烟、有害工种和明显家族史等的人群），发现肺结节时应该予以关注，建议至专科门诊就诊。

  对于以下几种情况，我们建议及时予以手术治疗：①复查时，磨玻璃结节直径显著增大或密度增高；②亚实性结节直径大于8毫米，抗感染治疗无效或者病变进展；③实性结节直径大于15毫米，或者存在明显分叶、毛刺、胸膜牵拉、支气管充气征等；④CT报告考虑肺癌。对于这种高危结节，还是应该考虑尽早手术治疗，以获得满意的疗效。

第七节　肺结节的专科治疗手段

一、口服抗菌药物后短期复查

  肺炎有时表现为多发肺结节，很多患者经过抗菌药物短期治疗后，肺结节消失或明显变小。特别是首次发现磨玻璃结节，抗菌药物治疗尤为重要。

二、密切随访

密切随访犹如"警察盯嫌疑人",通过长期观察,最后确定对方的好坏。CT检查就如"警察",而肺结节就如"嫌疑人"。判断的方法是在一段时间内再次做CT检查(最好是薄层CT),与之前的CT结果进行对比,判断肺结节的大小、密度、位置等是否发生改变。良性结节在长期随访中一般不会发生改变,而恶性结节可以在短期内显著生长。具体随访间隔的时长应由经诊医生根据病史及检查结果综合判断,对于肺癌高危结节,应该缩短随访时间。大多数结节在2年内未长大,可考虑为良性结节或低度恶性结节;但对于部分结节,如磨玻璃结节,应该增加随访年限。

三、手术切除

目前,手术切除是恶性肺结节最好的根治手段。对于不能明确诊断且高度怀疑肺恶性肿瘤的患者,可以考虑手术治疗。目前常用的术式为经胸腔镜下肺楔形切除术,其创伤小、愈合快、对生活影响小。患者一方面不要过度担心手术治疗,另一方面仍需谨记大部分肺结节是良性的,切勿因过度焦虑而造成过度治疗。

四、消融治疗

相对于手术治疗,消融治疗更加微创,可在一次操作中完成相关治疗。消融仅针对肺结节进行治疗，几乎不影响正常肺功能，可以一次性同时处理位于不同肺叶的多个肺结节。消融治疗可以在电磁导航支气管镜引导下完成，也可以在 CT 引导下完成，两者均可以实现对早期多原发性肺癌的有效治疗，但目前手术切除仍是大部分早期肺癌的首选治疗方法。以下患者可以考虑消融治疗：①肺功能差，不能耐受手术治疗；②已经做过一次肺切除手术，再次肺切除会严重影响日常生活；③多发肺结节，考虑多原发性肺癌，手术无法一次性全部切除；④对手术过度害怕及焦虑。

第三章

肺癌手术的术前评估

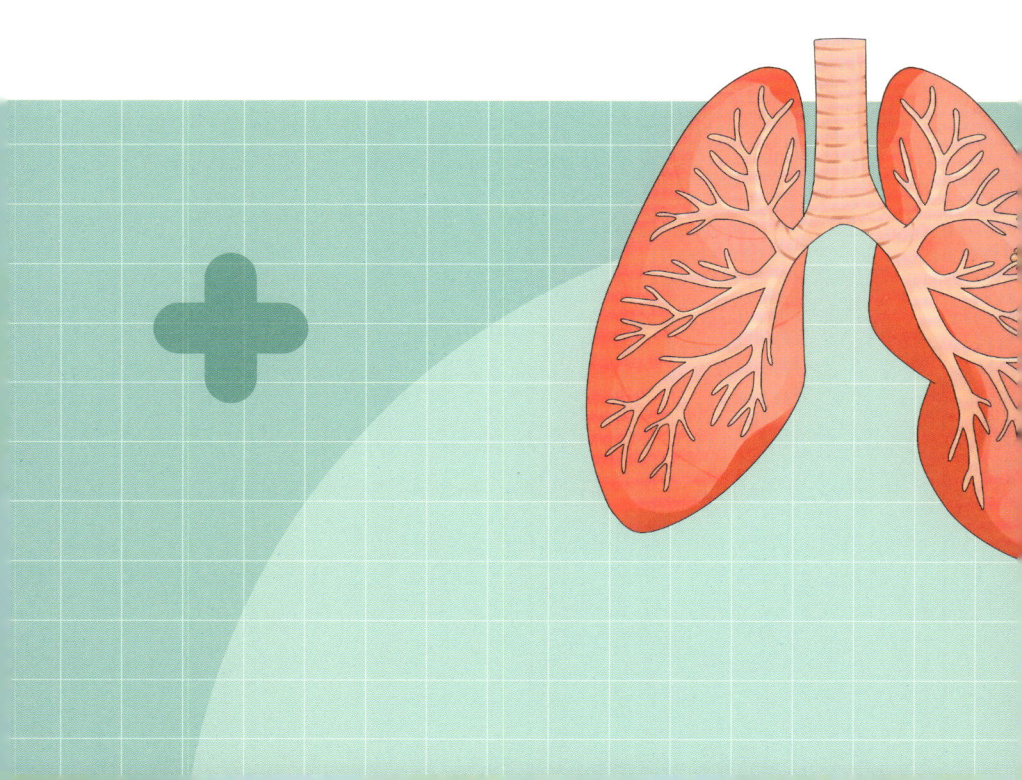

第一节　患者一般情况评估

一、年　龄

相较于年轻患者，老年患者（年龄大于 70 岁）肺部手术的死亡风险没有明显提高。

无论是老年患者还是相对年轻的患者，所有人群患肺癌的风险是一样的。近 40 年来，随着麻醉技术、手术技术的发展以及术后护理的改善，肺部手术患者尤其是肺癌手术患者的预后已有显著改善，年龄不再是限制肺癌手术的绝对因素。近期研究表明，老年患者与年轻患者肺癌手术的并发症发生率和死亡率相似。相对于年龄，患者的一般身体情况更为重要，尤其是患者的心肺功能及合并其他疾病的情况。老年患者如果合并糖尿病、心脏疾病等，那么术后并发症的发生率可能增高。此外，如果行全肺切除术，那么老年患者术后的并发症发生率与死亡率相对较高。对于年龄超过 80 岁的临床分期为 I 期的肺癌患者，仍然可以行肺叶切除或肺楔形切除手术。

二、肺功能

肺功能是评价肺部手术的重要指标之一，是评价患者围手术期并发症的重要指标之一，也是评估患者术后长期生活质量的重要指标之一。肺功能检查报告示例见图 3-1。由于肺切除后不可再生，所以术前仔细评估肺功能对于确定手术范围及保证患者术后的生活质量具有重要意义。如果患者的肺功能在可手术与不可手术的交界区域内，那么应由胸外科主刀医生及其团队进行充分讨论。如果患者术前肺功能较差，那么应在术前进行药物治疗及呼吸锻炼，以期达到适合手术的标准。

如果患者术前肺功能测试中的第一秒用力呼气容积（FEV_1）> 1.5 升，那么进行肺切除术前无须再做呼吸功能测试；在吸入支气管扩张剂后，如果 FEV_1 > 2.0 升，那么除非既往有肺部疾病或各种原因导致肺部意外致残，否则无须再做呼吸功能测试。

而对于肺活量测定后仍不能明确是否需行手术治疗的患者，应进行以下测定或检查：全面的肺功能测试，休息时不吸氧状态下的氧饱和度；如果考虑进行肺切除术，应进行同位素定量灌注扫描等。

对于上述肺功能评估后，肺切除风险仍不明确的患者，应转入相应科室进行运动测试，包括 6 分钟步行试验、心肺运动试验、动静脉氧峰值等。对于评估结果为中、高风险的患者，应在术前进行药物治疗及呼吸锻炼，并再次评估，如有必要，

手"刀"病除

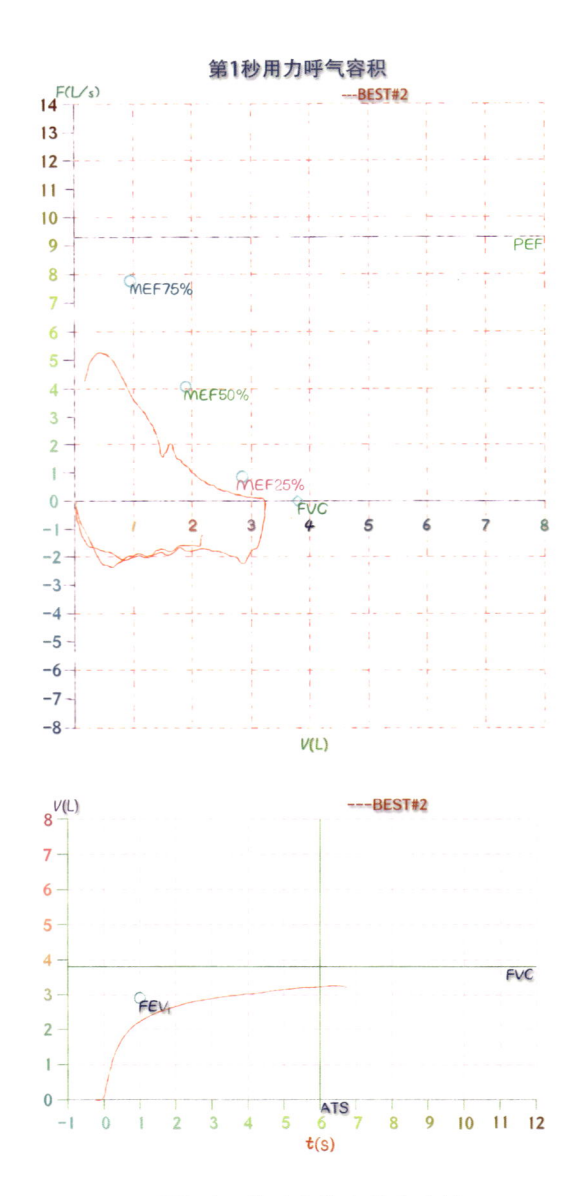

图3-1 肺功能检查报告示例

可以组织多学科讨论，由多学科专家共同讨论患者是否可以手术。如果患者的肺功能改善不明显，那么可以考虑进行更有限的切除以及放疗/化疗。

三、心血管功能

对肺切除手术患者都应该进行心电图或者超声心动图检查。

如果患者在6周以内曾经发生过心肌梗死，那么不适合做肺部手术。如果患者有冠状动脉搭桥手术史，那么应该在经过胸外科及心脏外科专家联合评估后再决定是否手术。具体的评估基础可以参考美国心脏病学会和美国心脏协会的指南：具有重大风险的患者应进行正式的心脏病学评估；而中低风险的患者如果能够舒适地走上一段楼梯，通常被认为术后并发症的发生风险低于平均水平，而不需要做进一步的心脏功能测试。对于所有脑卒中、短暂性脑缺血发作或颈动脉瘀血病史的患者，都应进行颈动脉多普勒超声检查评估。对于有明显血管狭窄的患者，应由血管外科医生或神经内科医生进行评估，再与胸外科医生讨论其处理方法。

四、身体状态和营养情况

术前需要就患者的营养情况与体重进行评估。

术前体重减轻10%及以上和（或）表现为营养状态下降

的患者，极有可能患有晚期疾病，需要特别仔细地进行分期评估，同时寻找是否有合并疾病。因病致体重下降20%以上的患者，不仅术后感染率会增高3倍，而且死亡率会上升。术前营养不良是术后并发症发生率和死亡率增高的重要危险因素。评估术前营养不良的程度并适当地予以纠正，是外科围手术期重要的治疗措施。常规的术前评估应包括对营养状况的简单测量，如体重指数以及白蛋白水平的测量，如果数值较低可能意味着术后并发症的发生风险会增加。对于严重营养不良的患者，应予以适当的营养支持，待患者的营养状况改善后，再进行手术治疗。

五、合并疾病

部分患者可能合并一些慢性疾病，比如高血压、糖尿病等。对于高血压患者，在血压控制良好的情况下，通常可以进行手术治疗；如果患者血压过高（>180/100mmHg），术前应选择合适的降压药，使血压平稳在一定水平，但不要求降至正常水平。如果服用了一些特殊的降压药（如北京降压0号等），则需要经胸外科医生与麻醉科医生评估，更换降压药一段时间后再行手术治疗。对原本有高血压病史，进入手术室后血压急骤升高者，应与麻醉医生共同处理，根据病情和手术性质决定手术是继续实施还是延期。对于糖尿病患者，如果血糖控制不佳，可能会导致术后出现严重并发症，因此，在术前进行良好的血糖控制是极为重要的。围手术期主要使用胰岛素控制血糖，因此一般来说，口服降糖药的患者应继续服用至手术前一天的晚上，口服长效降糖药（如氯磺丙脲）的患者应在术前 2～3 天停服。禁食的患者需静脉输注葡萄糖加胰岛素，维持血糖轻度升高状态（5.6～11.2mmol/L）。对于一些其他慢性疾病患者，在疾病控制良好的情况下，通常可以进行手术治疗。患者应在术前与胸外科医生进行良好沟通，避免因合并其他疾病而导致手术延误。

第二节　肿瘤相关的具体评估

一、早期肺癌

手术治疗是早期肺癌的最佳治疗方案。胸外科医生会根据患者肺结节的位置、大小、密度等，制定手术方案。大量研究表明，早期肺癌患者手术治疗后可以获得良好的预后。目前，对早期肺癌的手术方式包括电视辅助胸腔镜手术（video-assisted thoracic surgery，VATS）、机器人辅助胸腔镜手术（robotic-assisted thoracic surgery，RATS）或传统的开放手术。主要手术范围是局部切除，即切除范围小于一个肺叶。相比较而言，电视辅助胸腔镜手术、机器人辅助胸腔镜手术等微创手术术后患者住院时间短、恢复快。如电视辅助胸腔镜手术仅用1～3个1～3厘米长的切口，即可替代传统开胸直视手术20～30厘米长的切口，并已经成为我国肺癌外科治疗的主要手术方法。因此，微创手术是早期肺癌的首选手术方式。

Ⅱ期肺癌患者也可以从手术切除中明显受益，手术目的是治愈和控制局部区域的病变。同时，Ⅱ期肺癌患者接受外科手术后还需要结合全身治疗，以巩固疗效，降低患者复发风险。因为手术仅仅切除了肺部的病灶，对于潜在的可能已经转移播散出去的癌细胞，仍需使用全身治疗的手段才能将其杀灭。巩固治疗的手段有传统的化学药物治疗（简称化疗）、靶向治疗和免疫治疗等。

而对于无法手术的患者，可以选择非手术治疗方案，如立体定向放射治疗等。例如不可切除的Ⅰ期肺癌的最佳选择是立体定向消融放射治疗（stereotactic ablative radiotherapy，SABR）。但是，这些治疗手段仍需要进一步的临床试验提供更充分的临床证据。

二、Ⅲ期可切除肺癌

Ⅲ期肺癌可以笼统分为可切除肺癌和不可切除肺癌两类。虽然Ⅲ期肺癌在老百姓的认知中已属于中晚期肺癌，但是现有临床证据表明Ⅲ期可切除肺癌的患者仍然可以通过外科手术显著获益。不过，这部分患者常需要经过多学科会诊和详尽讨论以制定最适宜的治疗方案。目前，随着许多临床试验的进展，Ⅲ期可切除肺癌患者的最佳治疗策略也在不断发展，并出现了许多治疗的新思路和新方法，例如新辅助免疫治疗联合化疗、新辅助靶向治疗、辅助靶向治疗、辅助免疫治疗等。围手术期合理应用多种疗法可以使部分患者获益并且改善预后。

三、特殊类型肿瘤：肺上沟瘤

Pancoast肿瘤也被称为肺上沟瘤，它产生于肺尖，可以侵犯周围的软组织，需要用磁共振才能进行相关分期，并进一步确定是否有肺外组织受侵犯。手术在肺上沟瘤的治疗中发挥越来越重要的作用。外科手术方面革新的最大成就是手术方式不断改进，这为以往被认为不能进行手术的臂丛和锁骨下血管受侵的肺上沟瘤患者带来了治愈的可能。因此，手术治疗是治疗此类肿瘤患者的基石。

无论手术的范围或肿瘤的大小如何，在诱导新辅助化疗后，患者都会从中获益。大剂量新辅助放疗与以铂类为基础的化疗相结合，会有较高的完全病理反应率（定义为术前系统治疗后外科切除标本中存活肿瘤细胞<10%），但这可能导致术后并发症发生率增高。虽然这种治疗模式会带来极好的局部控制效果和较高的生存率，但患者仍须仔细选择，考虑是否采用三联疗法和高剂量新辅助放疗。脊柱受侵的患者也会从多模式治疗

中获益，包括切除肿瘤，及胸壁切除术、椎体切除术和脊柱重建术的联合手术，从而实现治愈、疼痛控制和保留神经功能三大目的。

第三节 不适合手术治疗的情况

不可切除的肿瘤

目前，对于部分不可切除的Ⅲ期肺癌以及出现远处转移的Ⅳ期肺癌，临床证据表明不能通过手术切除获益。这部分患者只能通过靶向治疗、免疫治疗、放化疗等综合内科治疗，尽可能延长生存时间，提高生存质量。

一项Ⅲ期临床试验调查了PD-L1抑制剂在不可切除的Ⅲ期肺癌患者行放化疗以后维持治疗的效果。试验结果表明，无论患者肿瘤中的PD-L1表达水平如何，使用PD-L1抑制剂都可以延长患者的无进展生存时间，并降低肺癌远处转移的发生风险。该研究后期的随访生存数据分析仍得出一致的结果。

对于Ⅳ期肺癌患者，局部的外科手术切除病灶常无法使患者获益。因此，目前全球各大指南均推荐Ⅳ肺癌患者以全身综合治疗为主。

第四章

肺癌手术的术前准备

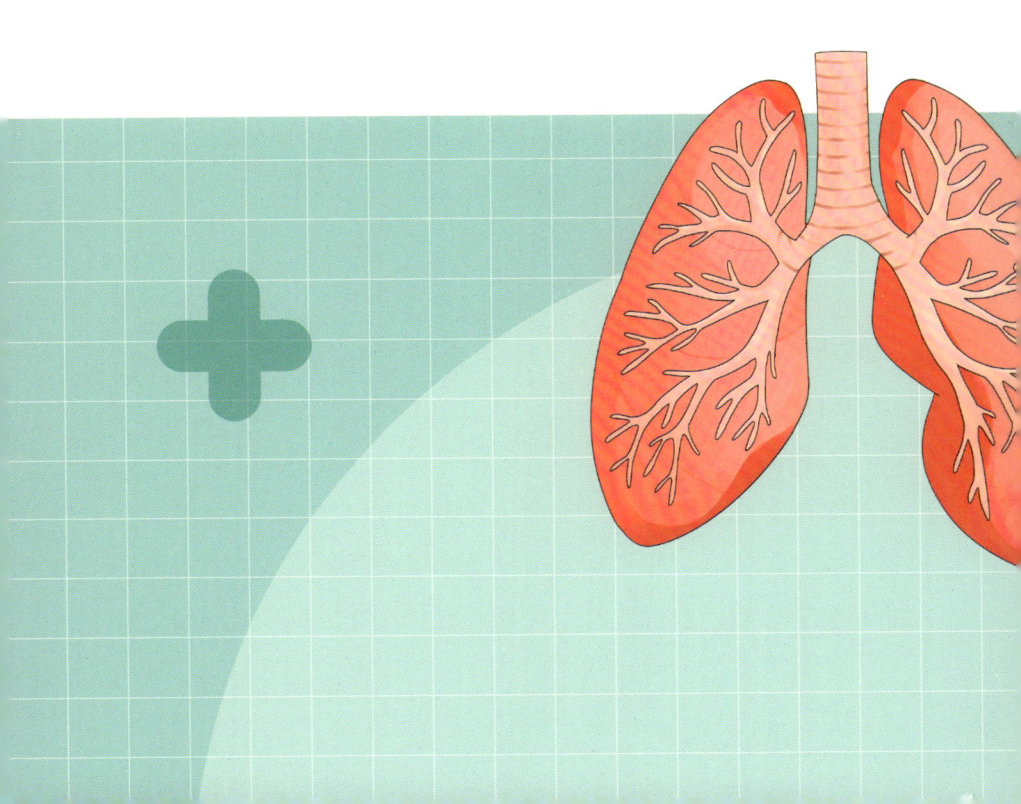

第一节　患者的身心准备

一、有基础疾病者如何准备？

1. 高血压患者

对于合并有高血压的患者，应控制血压稳定，使其低于180/100mmHg，以增加手术的安全性，降低术中、术后并发症的发生率。

（1）对于血压高、之前未服用降压药物者，若血压在160/100mmHg以下，可不必作特殊准备；若血压高于180/100mmHg，应选用合适的降压药物，使血压平稳保持在一定水平，但不要求降至正常水平后才做手术。

（2）对于有高血压病史、常规服用降压药物者，应继续服用降压药物，可持续到手术当天，用少量开水送服，避免因停药而发生血压剧烈波动。

2. 糖尿病患者

合并有糖尿病者，在术前、术中、术后均处于应激状态，其并发症发生率和患者病死率较无糖尿病者高50%，同时术后伤口愈合也较慢。因此，应将空腹血糖控制在7.8～10.0mmol/L，尿糖低于（++）且尿酮体阴性。

（1）对于仅以饮食控制血糖者，术前不需要特殊准备。

（2）对于口服降糖药者，应继续服用至手术前一天的晚上，手术当天请勿服用以免发生低血糖；服用长效降糖药（如氯磺丙脲）者，应在术前2～3日停服。禁食患者需静脉输注葡萄糖加胰岛素，将血糖维持在轻度升高状态（5.6～11.2mmol/L）。

（3）对于皮下注射胰岛素者，术前应以葡萄糖和胰岛素维持正常糖代谢。手术日晨停用胰岛素。

（4）对于伴有酮症酸中毒者，应静滴胰岛素以消除酮体，尽可能纠正酸中毒、血容量不足、电解质失衡（特别是低钾血症）后再行手术。

3. 服用抗凝药物者

由于口服抗凝药物会引起手术中和手术后的严重出血，所以一般要求口服抗凝药物者停用口服抗凝药物1～2周。停药期间可用低分子量肝素替代抗凝药物至术前1日。

（1）口服阿司匹林者，术前应停用至少7天。

（2）口服氯吡格雷（波立维）者，术前应停用至少7天。

（3）口服华法林者，术前应停用至少5天。

（4）口服利伐沙班者，术前应停用至少1天。

4. 呼吸系统疾病患者

对于本身有呼吸系统疾病的患者，肺功能测定是肺癌手术前的常规项目；同时，对呼吸系统疾病进行良好控制也是必不可少的。

（1）对于有慢性气管炎、痰较多者，术前可口服化痰药，可予以雾化吸入治疗，促进呼吸道内痰液排出，减少痰液潴留，改善患者呼吸功能。

（2）对于肺部感染、存在炎症者，术前应适当给予有效抗菌药物治疗以控制感染。

（3）对于慢性阻塞性肺疾病患者，术前应用支气管扩张剂，以缓解气道痉挛状态，降低气道阻力，促进气道分泌物排出，改善肺功能和提高患者生活质量。

（4）对于哮喘患者，若控制良好，术前继续按原方案用药；若哮喘控制不好、正在发作，手术应推迟至症状控制良好后。

5. 近期有脑卒中病史者

对于近期有脑卒中（俗称"中风"，包括脑出血和脑梗死）病史者，手术应尽可能推迟至脑卒中发生3个月以后。

6. 营养不良者

营养不良可导致血浆白蛋白降低、贫血、血容量不足以及某些维生素缺乏，使患者耐受麻醉、手术创伤及失血的能力降低。术前营养不良是术后并发症发生率和患者病死率增高的重要危险因素。因此，对于营养不良者，应在给予适当的营养支持改善营养状况之后，再施行手术治疗，一般要求血红蛋白水平不低于7g/dL。

7. 肾衰竭、尿毒症患者

麻醉、手术创伤都会加重肾脏的负担。对于存在肾衰竭、尿毒症的患者，术前应慎重选择有肾毒性的药物，如氨基糖苷类抗菌药物、非甾体抗炎药和麻醉剂，最大限度地改善肾功能，将电解质（尤其血清钾）水平维持在正常范围内；如果需要透析治疗，应在计划手术24小时内进行。

二、常规身体准备

1. 戒烟

吸烟会刺激呼吸道，使分泌物增加，引起细支气管收缩，减弱气管对痰液的清除能力，影响痰液咳出，从而引起肺部感染。此外，吸烟还会延缓术后切口愈合。因此，有吸烟史者，术前需戒烟4周以上。

2. 胃肠道准备

手术需要麻醉，如果术前未禁食，麻醉后会发生胃内容物反流性误吸，由此导致窒息和吸入性肺炎。因此，通常需在术前8～12小时开始禁食，术前4小时开始禁饮。

3. 床上大小便训练

术后因手术应激、麻醉反应，患者比较虚弱，同时携带胸腔闭式引流管，如厕不方便，故需要在床上大小便。有些患者可能因不适应排便姿势的改变而影响大小便的排出。因此，术前一日应备好便盆或便壶，练习床上大小便，提前适应。

4. 术区毛发准备

术前需剔除手术区域毛发，以利于手术操作和预防手术切口感染。剔除毛发时，应尽量避免划伤皮肤。

三、精神心理准备

1. 精神准备

保证良好睡眠，以良好的精神状态迎接手术。若自觉入睡困难，可向医生要求服用催眠药协助睡眠。

2. 心理准备

（1）患者术前难免有恐惧、紧张及焦虑等情绪，或对手术及预后有多重顾虑。这种心理状态可致中枢神经系统和交感神经系统过度兴奋，并对整个围手术期产生影响。因此，患者应该以积极的心态配合手术和术后治疗。

（2）医务人员应给予充分的关怀和鼓励，以恰当的言语和口吻向患者及其家属适度解释病情、施行手术的必要性、可能取得的效果、手术的危险性、可能发生的并发症、术后恢复过程和预后，以及清醒状态下因手术体位造成的不适等，取得他们的信任和同意，尽量消除患者不必要的顾虑以及焦虑状态。

（3）患者家属应同样保持积极的心态，协助做好患者的心理准备工作，配合治疗顺利进行。

四、呼吸康复训练

呼吸康复训练是呼吸系统疾病康复的重要辅助手段，能有效改善患者肺功能，减少术后并发症的发生，提升患者生存质量。

1. 缩唇腹式呼吸

缩唇腹式呼吸是通过提高支气管内压，并利用腹肌运动，以提高通气量、减少耗氧量、减轻呼吸困难，最终达到提高运动耐力的呼吸训练方式。练习缩唇腹式呼吸时，可以采取坐位、卧位、立位。训练频率为每天3组，每组5分钟，每分钟7～8次缩唇腹式呼吸。具体步骤如下。

（1）一只手放于腹部，呼吸时可感受到腹部的起伏。

（2）闭紧嘴唇，从鼻孔吸气。吸气时，可以感受到腹部隆起（见图4-1A）。

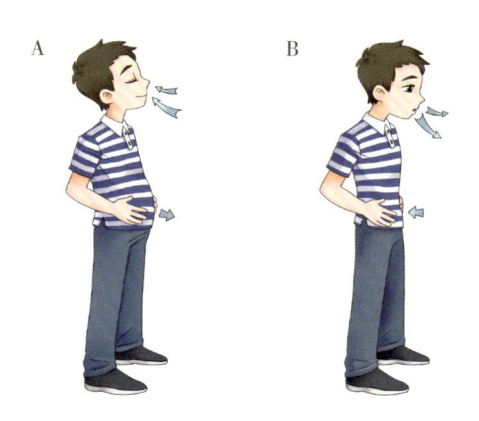

图4-1　缩唇腹式呼吸示意

手"刀"病除

（3）屏住呼吸 1～2 秒，再将嘴唇缩成吹口哨样，缓慢呼气，如同吹口哨。呼气时，可感受到腹部凹进去（见图 4-1B）。如果将另一只手放于嘴巴前一臂距离，呼气时，手掌可以感受到气流。

2. 有效咳嗽咳痰训练

有效咳嗽咳痰可以帮助清除痰液，减少肺部感染。在进行有效咳嗽咳痰训练时，可采取坐位、半坐卧位。训练频率为每天 3 组，每组 2～3 次有效咳嗽咳痰。体质较弱的患者需要在家属或医护人员陪同下进行练习，以防跌倒。具体步骤如下。

（1）患者取坐位或半坐卧位，身体前倾。一只手放于腹部，另一只手放于膝盖外侧，支撑身体，防止跌倒。

（2）做几次腹式呼吸后，深吸气（见图 4-2A）。

（3）屏住呼吸 3 秒（见图 4-2B），然后张口咳嗽（见图

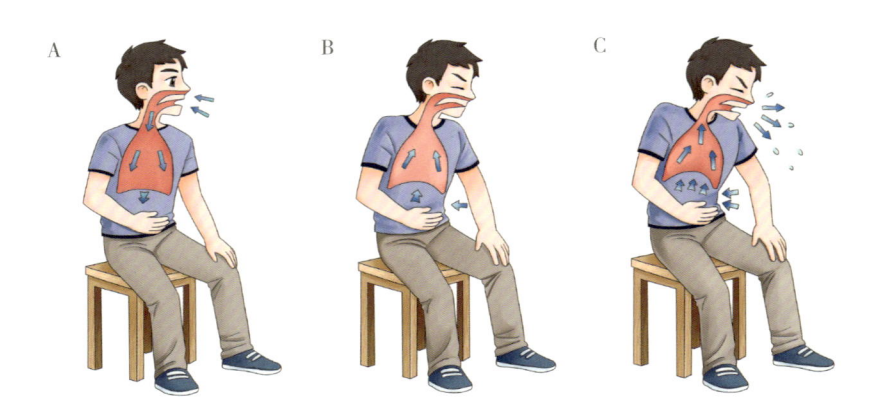

图 4-2 有效咳嗽咳痰训练示意

4-2C）。咳嗽时，腹肌用力，腹壁收缩。

3. 呼吸训练器的使用

呼吸训练器是一种主动吸气锻炼装置，不仅可以增强吸气肌的力量和耐力，而且有助于排空肺泡气体，改善肺泡侧支通气，促使小气道分泌物向大气道流通。于胸外科手术前后应用呼吸训练器，可以帮助提高手术耐受性、恢复肺功能，预防术后肺部并发症，增加患者快速康复的信心。训练频率为每天5组，每组10次。在完成一次训练后，先进行几次平静呼吸，再开始下一次训练。如果出现胸闷、气急、剧烈胸痛的症状，需要立刻停止训练。注意并不是所有患者都适用呼吸训练器，需在医护人员评估后才可以使用。具体步骤如下。

（1）连接软管到呼吸训练器，调整黄色指示针到个人的目标容量（目标容量可以参考说明书上的对照表）。

（2）平静呼气，然后含住抗菌咬嘴。

（3）匀速持续吸气，使黄球保持在笑脸位置（使用方法一）；或者匀速持续吸气，使白色活塞升至黄色指示针的位置，或到患者不能吸气位置，然后保持屏气1～2秒（使用方法二）。

（4）松开抗菌咬嘴，缩唇做口哨状，缓慢呼气。吸气与呼气的时间比为1∶2以上。

五、运动康复训练

在进行运动康复训练前，应该先完成心肺运动试验。通过心肺运动试验可以评估患者现存的潜在心肺功能异常和手术风险，为术前和术后护理提供科学的依据，为居家康复训练提供科学安全的运动处方。运动康复训练过程中如出现胸痛、重度呼吸困难、强烈的疲劳感、头部眩晕、恶心、心律不齐等不适反应，请立即停止训练。

1. 摆臂快速步行

平底快步走时，双臂做较大幅度摆动，与躯干约呈45°角（大约与肚脐同高）。每次训练5分钟，每天训练2次。

2. 下肢运动训练

通过爬楼梯训练下肢。根据情况，体质较弱的患者可由医护人员或家属搀扶一步一步上下台阶，体质较好者可以自行上下台阶。训练时间由3分钟逐渐延长至15分钟，每天2次。在爬楼梯无不适的情况下，也可以结合腹式呼吸进行爬楼训练。上台阶时呼气，停顿时吸气。呼吸比逐渐从2∶1增至4∶1。

六、特殊情况

1. 活动义齿

有活动义齿者，术前应取下，以免麻醉或术中脱落而造成误咽或误吸。

2. 与疾病无关的体温升高

发热会引起机体抵抗力下降，此时进行手术易发生伤口感染；发热还会引起机体代谢加快，此时进行手术也会增加患者负担。因此，当出现与疾病无关的体温升高时，应延迟手术日期，查明发热的原因，给予积极治疗，待体温降至正常后再安排手术。

3. 妇女月经来潮

妇女月经来潮期间存在体温升高、机体抵抗力下降、凝血功能异常、疼痛敏感等因素，对此应推迟手术，待月经结束后再安排手术。

第二节　术前宣教

一、手术须知

1. 手术谈话签字

术前，主管医生会就病情、施行手术的必要性、可能取得的效果、手术的危险性、可能发生的并发症、术后恢复过程及预后等与患者及其家属进行谈话，并签署手术相关知情同意书；麻醉医生也会就麻醉风险、麻醉前准备、麻醉后反应等，与患者及其家属进行谈话,并签署麻醉相关知情同意书。

2. 手术标识

人体肺脏分为左肺与右肺,为区分手术在左侧还是右侧进行,术前主管医生会根据肺部CT检查了解到的肺癌左右侧位置,在术侧皮肤表面用马克笔画"Y"形做标识,并告知患者及其家属注意不要擦掉、洗掉,术前如果标识缺失可找主管医生重新标记。由于手术为侧卧位,因此每次只能进行一侧手术,对于两侧肺均有结节(考虑肺癌、需手术)者,一般先进行较严重侧的手术,下次再进行另外一侧手术,因此术前也只标识此次需手术的一侧。

3. 手术分类

(1)肺癌手术方式有传统的开胸手术和微创手术(胸腔镜辅助下肺癌手术和机器人辅助下肺癌手术)。目前,大部分肺癌手术是在胸腔镜辅助下进行的微创手术。胸腔镜辅助下肺癌手术可分为三孔、两孔或单孔手术,一般根据主刀医生习惯以及患者自身情况决定;对于有条件的患者,可以考虑机器人辅助下肺癌手术,其操作更灵活,但费用比较高;而对于肿瘤过大、肺内多次手术胸腔粘连严重者,通常会选择开胸手术。

(2)根据肺癌的肿瘤大小、部位、范围(是否侵犯)以及病理类型,肺癌手术又可分为肺楔形切除术、肺段切除术、肺叶切除术、全肺切除术等。不同手术方式切除的范围不同,肺楔形切除术切除最少,全肺切除术切除最多。至于选用何种方式，主刀医生会严格评估，原则是在切除肿瘤的基础上尽可能多地保留正常肺组织。

4. 手术风险

现阶段，肺癌手术相对来说已经比较成熟，且多为微创手术，但同样存在风险。

（1）因肺组织血供丰富，且毗邻心脏大血管，因此肺癌手术发生术中、术后大出血的风险较高。对于术中大出血，可能会从胸腔镜辅助手术转为开胸手术（存在微创转开放的风险）；对于术后大出血，可能还需进行第二次手术止血（存在二次手术的风险）。

（2）肺本身是呼吸器官，而手术涉及脏层胸膜、肺组织、支气管的分离切除，因此有发生术后漏气的风险。

（3）由于患者术后需要卧床，血流速度减慢，所以术后存在血栓形成、肺栓塞、脑梗死等的发生风险。

（4）肺癌手术存在损伤胸内神经的风险，如损伤喉返神经、膈神经而引起声音嘶哑；存在发生术后肺部感染的风险；存在手术失败、患者死亡的风险等。

5. 手术病理

手术标本病理通常包括冰冻病理和常规病理。术中切除的肺组织首先送去病理室进行快速冰冻病理检查（术中即可得到结果），其报告结果包括送检标本是否为肿瘤组织、病理类型、切除边缘是否为阴性等，主刀医生会根据冰冻病理报告判断是否需要继续切除肺、是否需要清扫淋巴结等。但其准确率尚不能达到100%，故病理室会在手术后对切除的标本进行进一步检验分析，其结果通常需要等待数个工作日，具体的诊断以常规病理结果为准，后期治疗方案和转归也参考常规病理。

二、术后症状

1. 术后恶心、呕吐

由于肺癌手术采取全身麻醉的方式，所以患者在术后24～48小时内可能会出现头晕、乏力、出汗、恶心、呕吐、血压下降等麻醉反应，无须过度紧张；同时，恶心、呕吐的发生也可能与术后镇痛泵中使用的镇痛药有关。因此，术后要尽量少用镇痛泵，减少恶心、呕吐的发生。如有恶心、呕吐，请侧身呕吐，以防呕吐物吸入呼吸道内而发生意外。若恶心、呕吐严重，可告知主管医生，开具止吐药物。

2. 术后气管插管症状

由于肺癌手术采取全身麻醉的方式，所以术中会进行气管插管（即将一根特制的气管内导管通过口腔，经声门置入气管或支气管内），因此术后可能出现喉咙不适、声音嘶哑、咳嗽等气管插管相关症状，无须过度紧张，后续会慢慢好转。

3. 术后疼痛

术后疼痛是常见的一种症状，一般发生在手术区域、手术切口、引流管周围等处。每个人对疼痛的敏感程度不同，有的人会表现出剧烈疼痛，而有的人只表现出钝痛。若疼痛轻微、能够忍受，一般无须特殊处理；若疼痛明显、难以忍受、严重影响生活，则可适量使用镇痛泵，或者可告知主管医生，开具镇痛药物。注意请不要因为疼痛而拒绝咳嗽，以防痰液及气道内分泌物未充分排出，而增加肺不张和肺部感染的发生风险。

4. 术后咳嗽

由于术后肺支气管创面的刺激或者术中气管插管的刺激，患者手术后可能会出现咳嗽症状，以干咳、少痰等为主，少数患者痰中可能会出现少量血丝，考虑是手术部位出现渗血，在咳嗽时通过呼吸道排出。术后早期咳嗽能促进痰排出，减少肺部感染的发生，促进肺尽早复张，因此一般不予以处理，同时应鼓励患者主动咳嗽。但如果咳嗽比较严重、影响睡眠质量，可以适当给予镇咳药物、雾化等治疗。

5. 术后发热

因术后手术腔内渗血、渗液吸收或者切口感染等因素，患者在术后可能会出现发热症状，一般为低热（体表温度在37.5～38.0℃），可尝试物理降温（如湿敷等）；若体温高于38.5℃，可告知主管医生，开具降温药物。

6. 术后胸腔积液

正常生理状态下，胸膜每天都要渗出液体，同时回吸收，渗出与回吸收保持平衡；而一旦进行手术，胸膜受到刺激后，渗出增多，回吸收相对较少，这时就会出现胸腔积液。同时，手术切口处渗血渗液也会造成胸腔积液。为了引流出胸腔积液，手术结束后会放置胸腔闭式引流装置（胸腔引流管＋水封瓶）。引流出的液体起初一般呈淡血性，后颜色会变清、量变少。若引流出大量牛奶样、乳白色液体，说明存在乳糜胸（手术会造成淋巴管损伤，使淋巴液回流受阻，流入胸腔造成乳糜胸），需对症治疗（如低脂饮食、禁喝牛奶等），甚至手术结扎胸导管；若引流出大量鲜红色液体，说明胸腔内可能存在活动性出血，应立即告知主管医生，需进行急诊手术止血。

7. 术后漏气

由于手术涉及肺、支气管的分离切除，而肺本身是呼吸器官，肺部手术创面还未愈合，所以在呼吸时，气体可能从手术创面漏出，造成漏气、气胸。手术结束后，常规会放置胸腔闭式引流管，当出现漏气时，我们可以在水封瓶中见到气泡冒出。对于轻微漏气，一般不予以特殊处理，待肺部手术创面愈合；对于漏气严重者，一般会通过引流管注射高浓度葡萄糖至胸腔等进行治疗。

8. 术后肺部感染

术后发生肺部感染的原因有很多，如：手术对于机体是一种创伤，术后机体处于高度应激状态，机体基础代谢增加，脂质、蛋白质等分解加快，抵抗力下降，易发生感染；由于伤口疼痛，所以患者即便有痰也不愿意咳嗽，导致分泌物无法排出、痰液引流不通畅，而造成肺部感染、误吸、交叉感染等。因此，为预防肺部感染，术后应注意保持卫生，主动咳嗽咳痰，保持合适体位避免误吸，早期下床活动，适当给予营养支持。术后出现肺部感染时，一般会适当给予有效抗菌药物治疗，以控制感染。

三、术后营养支持

手术对于机体是一种创伤，术后机体处于高度应激状态，机体基础代谢增加，脂质、蛋白质等分解加快，因此需要及时补充营养以促进身体恢复。

（1）肺癌术后一般无须禁食、禁水；术后6小时，如患者意识清醒，无恶心、呕吐的症状，即可进食和水，以温凉流质（如米汤）饮食为主；如恶心、呕吐明显，建议待症状缓解后进食和水，以免呛咳、误吸。

（2）肺癌术后患者刚开始以流质饮食为主，使胃肠道充分适应，再进食半流质饮食，最后进食米饭、面条类主食。一般对饮食无特别限制，正常饮食，以清淡、高蛋白饮食（如动物的内脏、牛羊肉、鸡蛋、牛奶等）为主，以促进机体功能和伤口快速恢复。

四、术后管路管理

1. 术后镇痛泵

由于肺癌手术具有创伤性，术后会出现伤口疼痛，所以麻醉科在术前会询问患者是否需要配备镇痛泵。对于有镇痛泵需求者，术后会携带一个镇痛泵回病房。在活动前 10 分钟或疼痛难以忍受影响睡眠时，可按压镇痛泵。镇痛药物的常见副作用有恶心呕吐、血压改变、镇痛不全、呼吸抑制等。因此，术后应尽早停用。使用镇痛泵时若出现危急情况，如呼吸困难、呼之不醒、胸闷、嗜睡等，需立即通知医护人员。

2. 术后尿管

由于手术麻醉需要，术中会插一根尿管，手术结束后携带至病房，这可能会造成尿道不适感。尿管一般会尽早拔除，拔除后可能出现排尿不适感，要多喝水、多解小便。

3. 术后胸腔引流管

肺癌术后会常规放置胸腔闭式引流装置（胸腔引流管＋水封瓶），用于引流胸腔积液、积气，同时监测是否存在出血、漏气、乳糜胸，评估拔管时机。请保持引流管通畅，避免导管扭曲、反折、牵拉，避免水封瓶倾倒、损坏，注意不要擅自拔除引流管。如出现引流管短时间内引流出大量血性液体、发生意外拔管或管道滑脱等情况，请及时通知医护人员。若术后引流液清、无漏气、24 小时引流量 < 300 毫升，复查胸片肺复张良好，主管医生会视情况拔除胸腔引流管。

五、术后活动

1. 咳嗽

术后咳嗽能促进痰排出,减少肺部感染的发生,促进肺尽早复张,利于术后患者恢复。不要因为疼痛而拒绝咳嗽,可用手按住伤口处咳嗽;有咳嗽症状不用抑制,无咳嗽症状者需主动咳嗽,多咳嗽(详见本章第一节中"呼吸康复训练"的内容)。

2. 缩唇腹式呼吸

缩唇腹式呼吸配合咳嗽进行,有助于肺功能恢复,促进肺复张(详见本章第一节中"呼吸康复训练"的内容)。

3. 翻身/床边活动/下床

术后早期下床活动可降低深静脉血栓和肺栓塞的发生率,降低肺炎的发生率,缩短住院时间。因此,术后要尽早下床活动。术后 6 小时后可在家属陪护下进行室内活动。起床前请先咨询护士,下床请遵循下床"三部曲":床上坐稳 30 秒,床边坐起 30 秒,床边站立 30 秒,再行走。下床活动时,请不要拉扯胸腔引流管。对于术后卧床、实在难下床运动者,每 2 小时翻身或抬臀一次,同时可尝试坐起在床边活动,避免卧床太久引起下肢深静脉血栓形成,造成肺动脉栓塞、脑梗死等。

4. 使用呼吸训练器

使用呼吸训练器可帮助恢复肺功能,减少术后肺部并发症的发生,提高耐受力(详见本章第一节中"呼吸康复训练"的内容)。

六、术后切口管理

1. 拔除引流管

胸腔引流管的拔除指征：术后无漏气，24 小时引流量 < 300 毫升。主管医生会对引流管处进行消毒，并且拆除固定引流管的缝线，拔除引流管时用数块纱布按压切口，切口上覆盖凡士林纱布，嘱患者深吸气后屏住呼吸，然后快速拔除引流管，拔除引流管后局部包扎，再嘱患者家属加压按住拔管处 10 分钟左右。拔除引流管后，如患者有胸闷、呼吸困难等情况，立即向主管医生报告。

2. 换药

住院期间，若伤口敷贴处有渗液、出血等，进行换药，换药时观察切口愈合情况，有无流脓、红、肿、热、痛和硬结或波动感；无特殊情况一般会在拔除引流管或者出院时换药。出院后 2～3 天换药一次，需注意伤口不要碰水，至伤口基本愈合。

3. 拆线

肺癌手术大多为微创手术，切口较小，现多采用可吸收缝合线进行皮下缝合，表面看不到缝线，缝线可在机体内自行吸收。因此，基本不用拆线。此外，一些特殊患者由于特殊原因仍需常规外科丝线缝合，术后需遵医嘱定期换药拆线。

七、下肢深静脉血栓的预防

手术时,由于长时间仰卧和麻醉,患者的下肢肌肉松弛(麻醉复苏后即恢复正常生理功能),静脉舒张,易形成深静脉血栓。此外,手术结束后,患者仍然需要卧床休息,而无法活动下肢,造成静脉血液回流减慢。当血液在血管中流动缓慢时,易发生凝结,从而诱发下肢深静脉血栓形成。深静脉血栓形成多发生于下肢,患者会感受到小腿肿胀、走路或站立时疼痛或酸痛,疼痛部位发热,皮肤发红或发紫,静脉曲张。我们都知道,静脉血回流至心脏后,会被挤到肺部搬运氧气,之后再被送往身体各处,而静脉血栓脱落后,可能随着血液进入脑部血管造成脑梗死,或随着血液进入肺部血管造成肺栓塞,造成生命危险(见图4-3)。因此,需要预防深静脉血栓。

1. 弹力袜

弹力袜可提供有梯度的压力,增加静脉血液流通。术前学会正确穿弹力袜,在入院时至术后完全恢复自主活动期间使用弹力袜。

2. 下肢活动

(1)在术后麻醉未清醒前,抬高双侧下肢,促进静脉回流,按摩患者下肢腓肠肌和比目鱼肌,做足踝部被动运动。

(2)清醒后,鼓励患者主动做床上足踝部主动运动和膝关节屈伸运动,争取早日下床活动。

手"刀"病除

血栓迁移　　　深静脉血栓形成

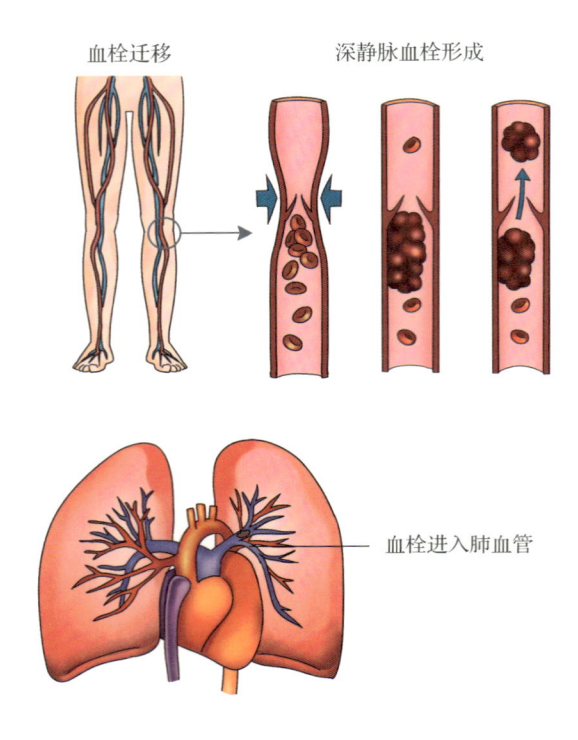

血栓进入肺血管

图4-3　肺栓塞原理

3.早期下床

术后要尽早下床运动，实在难下床运动者，每 2 小时翻身或抬臀一次，并且可尝试坐起在床边活动，避免卧床太久引起血栓形成，造成肺动脉栓塞、脑梗死等。

第五章

肺癌的手术方式

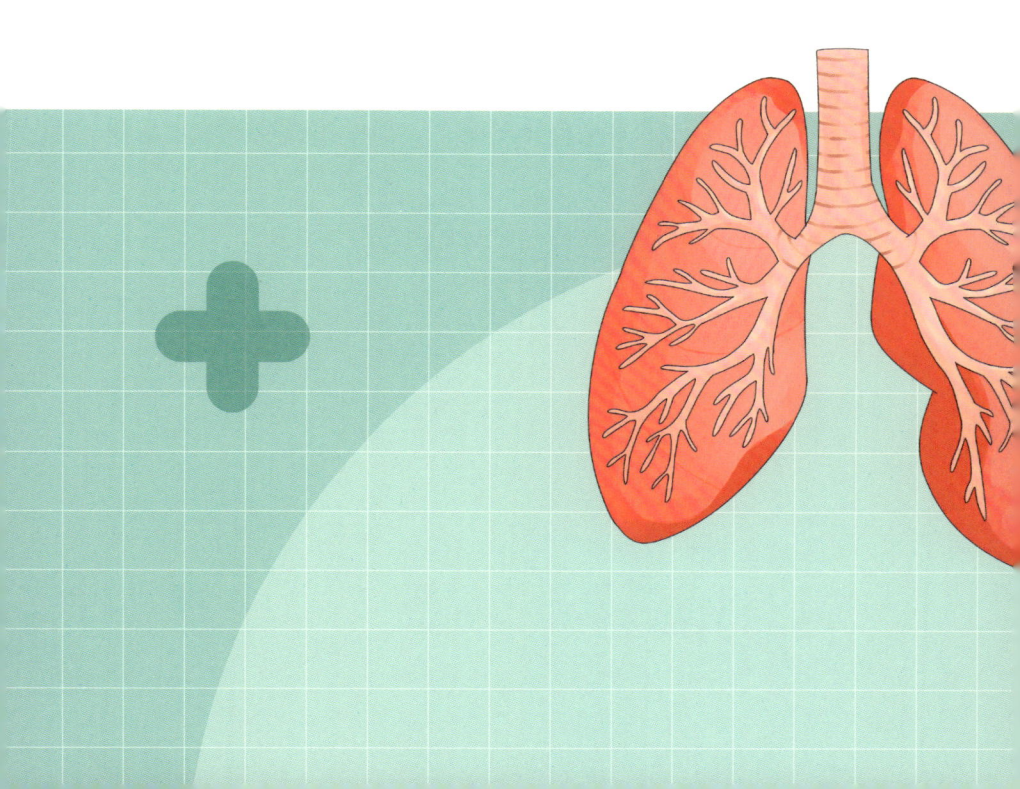

手"刀"病除

现今,随着常规 CT 体检的普及,越来越多的肺结节被发现了,如果考虑肺结节是"高危病灶",医生往往会建议将手术作为治疗计划的一部分。而对于大部分患者来说,一听到医生说要做手术,想到自己身上要被划开个口子,想到自己的肺会被拿掉一块,心里就害怕极了。

这种"害怕"一方面来自对肺癌本身的恐惧,另一方面来自对手术的未知。首先要强调的是,随着医疗技术的进步,肺癌手术方式的制定将朝着越来越"个体化"的方向发展。医生会根据患者的具体情况,在保证治疗质量、精准切除肺癌的基础上,选择特定的、合适的手术方案,尽可能多地保留正常肺组织。

在本章,我们会详细介绍常见的肺癌手术方式,回答包括医生如何选择皮肤切口、如何切除肺组织等一系列问题,帮助患者正确、清楚地认识肺癌手术治疗过程,配合医生,使肺癌得到最佳治疗。

第五章 肺癌的手术方式

第一节 肺癌手术切口的分类

肺癌手术中，手术切口的设计和选择无疑是一个重要的环节。术前谈话时，患者们会提出很多关于手术切口的疑问，比如："医生，我这个手术是打洞做的吗？""这个刀口大概有多大？""医生，我的手术是几个孔的？"

肺癌手术的术位准备见图5-1。

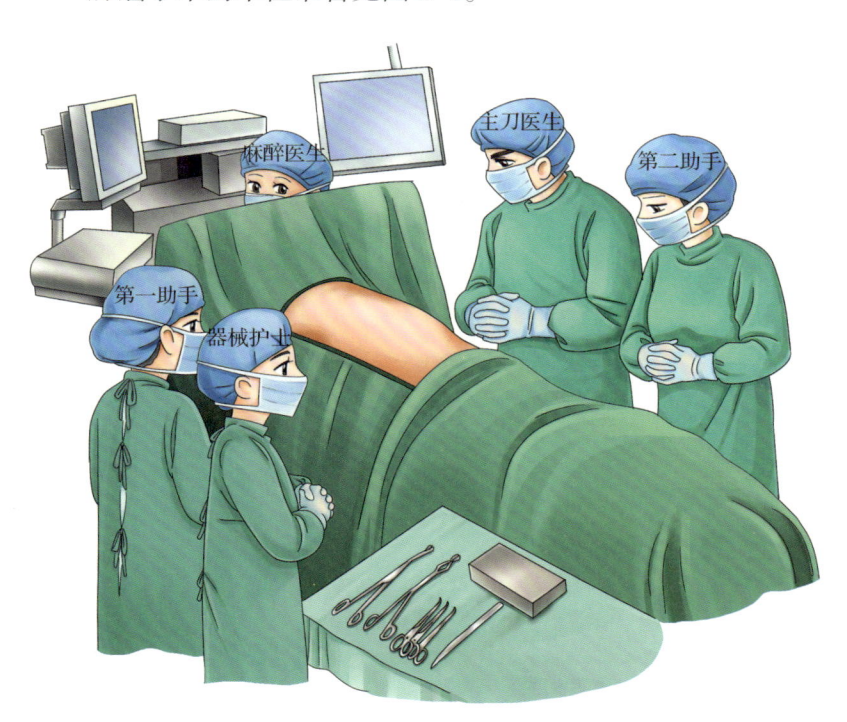

图5-1 肺癌手术的术位准备

手"刀"病除

一、什么是微创手术，什么是开放手术？

根据手术切口的大小，肺癌手术可以分为两大类，即微创手术和开放手术。微创手术，顾名思义就是微小创伤的手术，是指利用腹腔镜、胸腔镜以及达芬奇机器人等现代医疗器械及相关设备进行的手术。肺癌胸腔镜手术，我们又称之为肺癌电视辅助胸腔镜手术，这个手术是在患者的胸壁上打几个"洞"，助手把胸腔镜放进胸腔内，通过胸腔镜镜头把在胸腔内记录到的画面传到电视屏幕上，外科医生把一些细细长长的器械也从"洞"里放进去，看着电视屏幕进行手术操作。而开放手术就是我们传统意义上的"开大刀"，就是把胸腔切开，眼睛直接看着手术野做手术。这就是两类手术的区别。开放手术的损伤一般要大一些，患者恢复也相对慢些；而胸腔镜手术借助现代医疗设备，只是打一个或者几个"洞"，患者恢复要快些，疼痛程度会轻一些，切口本身的出血也相对少一点。

俗话说："爱美之心，人皆有之。"患者们希望自己身上的刀疤又小又美观，门诊也碰到过一些年轻的女性患者，像"点菜"一样专门要求做"单孔手术"。然而，外科手术并不像"点菜"那样——想要"辣一点"，想"添点盐"，厨师或许都能满足顾客的需求。而外科医生要根据肺内病灶的位置、大小、性质及邻近结构等综合因素来设计手术切口。其实，手术切口的部位和大小并没有那么重要，重要的是切口部位和大小怎么保证顺利完成手术，完整地切除肿瘤，患者安全地下手术台。

第五章　肺癌的手术方式

因此，切口的选择应交给外科医生根据患者的病情来决定。在满足安全顺利的大前提下，医生也会尽量缩小手术切口。还有部分患者会有些误解，觉得自己切口大一点，"肺的损失"就会多一点，其实不然，肺癌手术要切掉多少肺组织，即"肺手术切除范围"，是由病灶的性质、位置和大小等因素决定的，并不会因为手术切口大了，切除的肺组织就大了。

二、开放手术比微创手术切得更干净吗？

现在，大多数患者希望自己的刀疤小一点。但在早些年微创手术刚刚兴起时，也会遇到很多执意要求做大切口的患者，他们内心有很多疑问——"那么小的孔，肿瘤是不是真的能切干净？""淋巴结清扫彻不彻底？""开胸手术是否能止血更完全？""微创手术后的并发症发生率比开胸手术降低多少？"等等。在他们看来，手术切口大一点，术野可以看得更清楚，手术切除会更"干净"。实际上，真的是这样吗？前面已经讲过了，这两种手术方式"看"的方法是不一样的，开放手术是通过眼睛直视的；但微创手术也并不是"管中窥豹"，它借助高清摄像头，不仅可以变换观察角度，而且还具有强大的缩放功能，胸腔里的角角落落都能被清晰地捕捉到。在"微创手术"兴起之初，很多临床工作者也对这种新的手术方式存疑，由此开展了很多关于胸腔镜手术和开胸手术的对照研究，从淋巴结清扫的彻底性、手术时间、住院时长、出血量、并发症发生率、

手"刀"病除

肿瘤预后等多方面数据进行分析比较。大量的研究表明，微创手术和开胸手术在围手术期并发症发生率、远期预后等方面相比并无差异，而微创手术清扫淋巴结能更彻底，且术后疼痛轻，大大缩短住院时间。近年来基于大量临床研究和实践经验的积累，肺癌微创手术已经开展得极其广泛了。

三、肺癌微创手术的切口设计

肺癌微创手术根据切口设计，还可以分成"单孔""单操作孔""三孔"（见图5-2）等。这些又有什么区别呢？按照字面意思理解，其实就是胸壁切口数量的多少。那内部操作有区别吗？其实也是"内有乾坤"的。微创手术里的这些"孔"

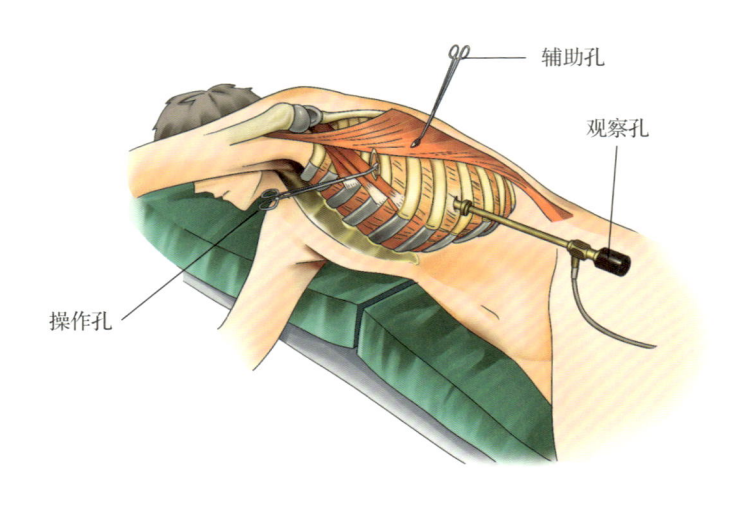

图5-2 三孔法胸腔镜手术示意

第五章　肺癌的手术方式

有什么作用呢？首先，我们要知道微创手术所必需的设备和器械——可视化内窥镜系统和胸腔镜微创器械。传统开胸手术通过开放的大切口对胸腔进行直视观察；而微创胸腔镜手术借助内镜系统进行"视物"，将镜头伸入胸腔，然后将画面传送到显示屏上，医生通过观看显示屏就可以了解胸腔内部的情况。那么微创器械又是什么呢？传统开胸手术时，外科医生的手指能直接伸进胸腔内进行操作；但在微创手术时，因为切口非常小，大部分操作没办法直接通过手指完成，所以需要借助微创器械——瘦长型的剪刀、钳子等，用它们来进行牵拉、剪切等各种操作。那么，胸壁的"小孔"是用来做什么的呢？这是镜头和微创器械进入胸腔的"通道"。"三孔"是相对传统的胸腔镜操作，其中一个是观察孔，用来放镜头进行观察，另外两个是操作孔，用来放入器械进行操作。单操作孔就是一个观察孔和一个操作孔的组合。"单孔"就是在仅有的一个切口内完成观察和所有操作。"孔"少了，切口数目也就少了。那是不是孔越少越好呢？也不尽然，切口设计不同，观察角度和内部操作方式还是有区别的，不同主刀医生习惯的切口方式也稍有区别，有些医生"单孔"手术做得熟门熟路，有些医生觉得"单孔"操作起来不趁手。其实，实际治疗效果与孔多、孔少并没有太大关联。

手"刀"病除

四、什么是达芬奇机器人手术？

肺癌微创手术队伍里还有一位特殊成员——达芬奇机器人手术，相信大家通过各类渠道也有所了解。首先，大家要知道，达芬奇机器人手术系统不是机器人独自给患者做手术，而是由医生主导，通过控制台引导器械进行手术，系统可以通过控制台实时转换外科医生的手部动作，对器械进行操控（见图5-3）。而达芬奇机器人手术的切口设计由于设备的特殊性，与常规胸腔镜也是有区别的，但是他们都是通过"打孔"手术的。

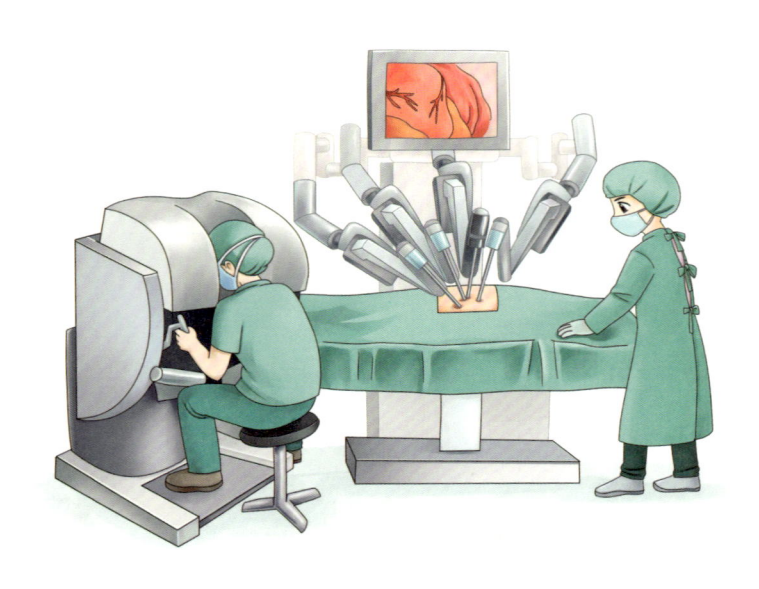

图5-3　达芬奇机器人手术系统

五、为什么我不适合微创手术？

在出现微创手术之前，开胸手术是肺癌的常规手术方式，一般在胸壁上切开一个二三十厘米长的大口子，有时甚至还要卸掉一两根肋骨，让胸腔完全暴露出来。微创技术渐趋成熟后，开胸手术也逐步被取代。但是，不是每位患者都适合微创手术，也有部分肺癌肿块需要开胸手术才能彻底切除。对于肺癌早期和肿块较小的肺癌中期患者，更推荐微创手术；对于肺癌中期，肿块比较大，淋巴结肿大明显，或者侵犯血管、大支气管，可能需要血管成形术或者支气管成形术的患者，就不一定适合微创手术，而需要"大切口"手术帮忙了。因此，最终的切口设计和选择，是医生根据每位患者的实际情况综合考量决定的，而不是一味地追求微创。每种手术方式都有对应的适宜人群，合适的才选用，这样才能达到最好的治疗效果。

六、微创手术在什么情况下会需要中转开胸？

大家要知道，无论什么类型的手术都是以安全顺利为大前提的。手术前，医生团队虽然会制订初步的手术方案和计划，但是在实际手术过程中，还是会遇到一些意料之外的情况，在最初的手术方案无法继续实施的情况下，主刀医生会根据术中变化及时对手术做出相应调整。微创手术虽然优点很多，但是必须在确保患者安全的前提下进行。有的患者不能耐受单肺通气，患侧肺不能充分地萎陷，而微创手术视野较小，那么此时进行微创手术的风险会比较大。有的患者胸膜粘连比较多,手术出血多,此时开胸手术可以更好地解除粘连与止血。有的肿瘤侵犯到肺门及血管,则在开胸手术的直视的视野下可以更好、更安全地游离血管。虽然血管成形、支气管成形、全肺切除都可以在胸腔镜下完成,但是对于这样的患者,开胸手术更为保险。对于难选择的患者,可以先尝试微创手术,一旦发现微创方式完成手术困难或可能使手术时间过长、风险加大,就需要及时扩大切口,采用开胸手术方式。

第二节　肺切除的手术方式

要手术了,"我的肺要切掉多少呢?""能不能少切一点?""我的结节也就两厘米,是不是把它挖出来就好了?"要了解这些问题,首要前提是了解当前肺癌的手术方式有哪些。目前,常见的肺癌手术方式有全肺切除术、肺叶切除术、肺段切除术、肺楔形切除术、肺袖式切除术等(见图5-4)。

第五章 肺癌的手术方式

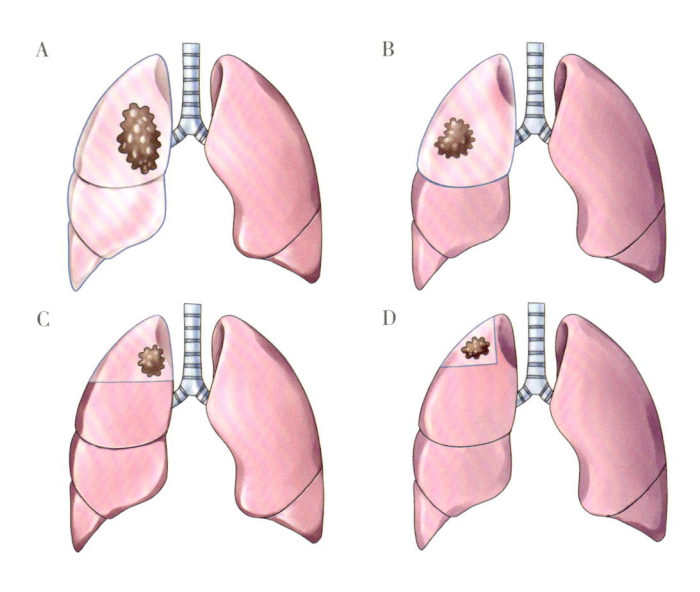

图5-4 肺的手术方式
A.全肺切除；B.肺叶切除；C.肺段切除；D.肺楔形切除

一、全肺切除术

1933年，美国Evarts医生首次报道了一例非常成功的左肺切除术，患者Gilmore在经过这次手术治疗后甚至比主刀医生还多存活了8年。自Evarts进行首例全肺切除术后的30年时间里，无论肺癌的大小及位置如何，全肺切除都是肺部疾病外科治疗的标准手术方式。

我们人体有两侧肺，即左肺和右肺，分别在胸腔的左右两侧。全肺切除术指的是根据肿瘤在左或在右，一次性切除整个左肺或者右肺（见图5-4A）。

根据肿瘤生长的位置，连同周围正常组织一起切下来，是很自然且直接的想法，把整侧肺都切掉能够最大限度地达到根治性切除的效果。为什么可以做全肺切除术呢？我们的两侧肺通过支气管、气管连接咽喉部，与外界相通，发挥呼吸功能。通过这些气管、支气管，肺能够将氧气带入体内，并从体内除去二氧化碳。对于大多数人来说，一侧肺就可以提供足够的氧气，并去除足够的二氧化碳，因此手术切除一侧肺并不会对患者的呼吸功能造成太大影响。

但是，这是风险相当高的一种手术。为了保证患者术后靠另一侧肺也能很好地呼吸，手术对患者呼吸功能的要求就很高了，一些手术前呼吸功能受限的患者就不适合全肺切除手术。全肺切除手术过程中要拿掉整侧肺，切除范围很大，手术中出现麻醉并发症、出血过多、手术后发生肺栓塞甚至呼吸衰竭、休克的风险大大增加。随着科学的进步和技术的发展，全肺切除术已经不断地被其他新的手术方式所取代，其目前在临床上的应用范围已经很小了，只会用于医生判断不能使用其他手术方式完全切除的、病灶位于中心的一些肺癌患者。

二、肺叶切除术

1962年，美国Shimkin等学者在研究Ochsner和Overholt所提供的病例之后，得出了一个具有革命性意义的结论：肺叶切除术后的患者存活率与全肺切除术后相当，但前者的并发症发生率和患者死亡率较低。此后，肺叶切除术取代了全肺切除术，成为肺癌治疗的首选术式。

正如前文所述，我们人体有左、右肺，左肺可以分为上、下两叶，右肺可以分为上、中、下三叶，总共五叶。肺叶与肺叶之间可以看到明显的天然分界线，也就是"叶间裂"。

肺叶切除术，顾名思义，就是切除五叶肺之一（见图5-4B），即右上肺切除术、右中肺切除术、右下肺切除术、左上肺切除术、左下肺切除术。当然，在日常临床工作中也可能遇到因肿瘤或者病变所侵犯的范围不只在一个肺叶中，而需要同时切除右侧中上或中下肺叶两叶的情况。我们这里只介绍单叶的肺叶切除术。

什么样的患者适合肺叶切除术？肺叶切除术是肺癌手术切除的标准术式，多用于周围型肺癌和肺叶内良性病变。

与全肺切除术一样，肺叶切除术患者的呼吸功能术前评价是十分重要的。按照呼吸功能学比例，我们人体各肺叶的功能与其容积相关，右上肺约占总肺功能的21%，右中肺约占10%，右下肺约占24%，左上肺约占21%，左下肺约占24%。

如果切除的是本身没有功能的肺叶，那么对机体是没有影响的，且部分人还能因此而改善肺功能，这就是肺减容的原理。而如果切除的是正常有功能的肺组织，那么对患者的影响就要结合患者术前肺功能情况及肺组织的质量进行综合评估。人体有强大的代偿功能，且肺拥有强大的储备功能。一般来讲，术前肺功能好，且无肺气肿、肺大疱等情况，在切除一叶肺后，凭借肺本身的代偿功能，肺功能很快会恢复到术前水平，对生活无任何影响。如果患者手术前肺功能稍微差一些，但医生评估仍可行肺叶切除，那么患者在术后短期内可能出现活动后胸闷、气促等症状，随着机体调整以及肺功能代偿，机体会适应肺叶切除的状态，不适的症状会逐渐消失。如果无法采用肺叶切除手术方式，还可以考虑其他手术方式。

三、肺段切除术

既然肺功能如此重要，那么如果患者的肿瘤较小，是不是可以少切一些肺组织，这样就可以保留更多的肺功能了呢？答案是肯定的。在介绍肺段切除术之前，我们还需要回顾一下肺部的解剖。

我们知道肺分五叶，其实肺的解剖还有比"叶"更小的单位，那就是"段"。支气管肺段，简称肺段，是每一肺段支气管及其分支分布区的全部肺组织的总称。肺段与肺段之间的肺组织是相连的，没有像叶间裂那样解剖学上的分离面，肺段与肺段之间的接触平面被称为"段间平面"。每一肺段有独立的支气管、肺动脉供应和肺静脉回流。左肺分为8个肺段，右肺分为10个肺段，每个肺段的大体位置可以参照图5-5。

根据肿瘤所在肺段的位置，医生会选择切除相应的肺段（见图5-4C）。不同位置的肺段动脉、静脉、支气管有不同

第五章　肺癌的手术方式

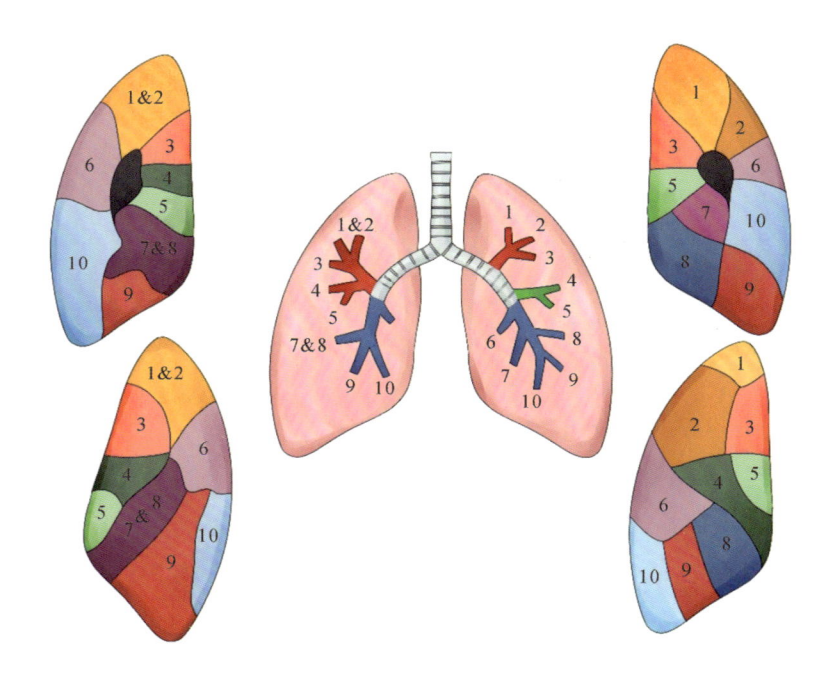

图5-5　肺段解剖示意

的毗邻关系，因此对不同肺段的手术操作流程会略有差异。举个例子，在行上叶肺段切除包括背段时，一般先游离肺段静脉，再游离肺段动脉，最后分离肺段支气管；而在行下叶肺段切除时，往往先游离肺段动脉，然后是肺段支气管，最后分离静脉和段间平面。但是，不同人的解剖结构并不都一样，可能存在变异，因此手术流程并非单一不变，而需要医生结合影像学检查结果和术中表现进一步判断。

因为肺段不像肺叶有叶间裂这种明显的解剖结构作为分界

手"刀"病除

线,所以各个肺段的区分或者说段间平面的辨认就成为肺段切除术的关键。医生在手术中会借助肺膨胀-萎陷、近红外成像、荧光成像等技术甚至技术组合,更为精准地识别段间平面。

当然,是否能进行肺段切除术,还是只能做标准的解剖性肺叶切除,需要医生综合考虑患者的肺功能、病灶大小、病变类型、切除范围、合并症等。

在肺癌手术中,为保证肿瘤的完全切除,医生会将肿瘤周围的一部分正常组织一同切除。正常组织应该切多少呢?根据质控要求,肺结节手术切缘要大于2厘米或大于结节直径。在保证切缘的前提下,结节比较小的患者,做单个肺段切除手术是安全可行的;但是,如果患者的结节不够小,做一个肺段切除可能并不能达到质控要求,而且如果结节恰巧长在两个肺段之间,那么只切除一个肺段并不能完全地切掉肿瘤,这时候就需要切除两个相邻的肺段。

我们知道,人体的肺支气管就像一棵树,不断分叉成更小的单位,支气管动静脉均与相应的支气管伴行。根据叶支气管的分布,我们把肺分成五叶,叶支气管进入肺叶后分叉成段支气管;根据肺段支气管的分布,我们把肺分成许多肺段。在解剖学上,肺段支气管进入肺段后会继续分叉成更小的单位。据此,我们提出了肺亚段的概念,每个肺亚段都有独立的肺亚段支气管、动脉和静脉分布。与肺段切除术的原理相仿,为了保留更多的呼吸功能,对于原本需要切除两个相邻肺段的肿块,进行肺联合亚段切除可能会带来更好的效果。进行肺联合亚段切除也需要确定好亚段间平面，保证肿块位于标本中间，且具有安全的切缘。

四、肺楔形切除术

如前所述，全肺切除术、肺叶切除术、肺段切除术都是严格按照人体解剖结构进行的，而肺楔形切除术则是一种不严格按照解剖结构进行的手术方式。

肺楔形切除术，顾名思义，是从肺上切除一块楔形的组织（见图5-4D）。在图中我们可以看到，肺楔形切除术切除的是单个的结节，且结节位于肺的外周位置。手术时，医生会在病灶两侧钳夹，围成一个楔形区域，沿着区域切割，再缝合切缘，关闭残端。如果使用直线切割缝合器，则可以同步进行切割和缝合，操作更快。

为什么会考虑肺楔形切除术呢？其实，大家从上述手术过程的描述就可以发现，肺楔形切除术操作简单、医生易于掌握且切除范围小。它省略了按照解剖结构进行操作的烦琐过程，追求立竿见影的效果。如果患者的肺功能比较差，或者有其他合并症导致心肺功能较差，不能够长时间耐受麻醉或者不能够耐受肺叶切除等大手术，则选择肺楔形切除术反而更加安全。临床数据也显示，对于合适的患者，肺楔形切除术的患者生存率与解剖性肺叶切除是相当的。

要达到良好的生存率，且对肺的损伤要更小，肺楔形切除术对患者的选择就会更加严格。美国国立综合癌症网络指南指出，肺楔形切除术要求病变位于肺实质外侧 1/3，且病变直径小于 2 厘米。也就是说，如果病灶位于肺靠中间或者靠里面的位置，或者是直径太大，就不适合采用肺楔形切除术了。

五、肺袖式切除术

前面的各种术式都针对肺叶内的肿瘤。如果肿瘤长在比较中心的位置，甚至侵犯肺叶支气管或主支气管开口，那么处理起来就比较麻烦了。如果按照解剖性肺叶切除术处理，那么残留在肺叶支气管或主支气管的肿瘤就不能完全切除，这是绝对不行的；但如果按照一侧全肺切除术处理，因为中心的肿瘤而放弃周围较多正常的肺组织，那么患者的肺功能损害就太大了。

因为肿瘤处于整个支气管管道的中心部位，如果能够把这段管道截掉，把两侧管道重新连接起来，那么不仅能完全切除肿瘤，而且能最大化保护患者的肺功能。这种切掉一段气管或主支气管的手术方式就像脱掉袖套一样，因此被称为肺袖式切除术。

如果肿瘤不仅侵犯主支气管，而且累及某一叶支气管，则在对主支气管行袖式切除的同时，还要把累及肺叶支气管的整个肺叶按照解剖性肺叶切除处理，这样的手术就被称为支气管袖式肺叶切除术（见图 5-6）。

第五章 肺癌的手术方式

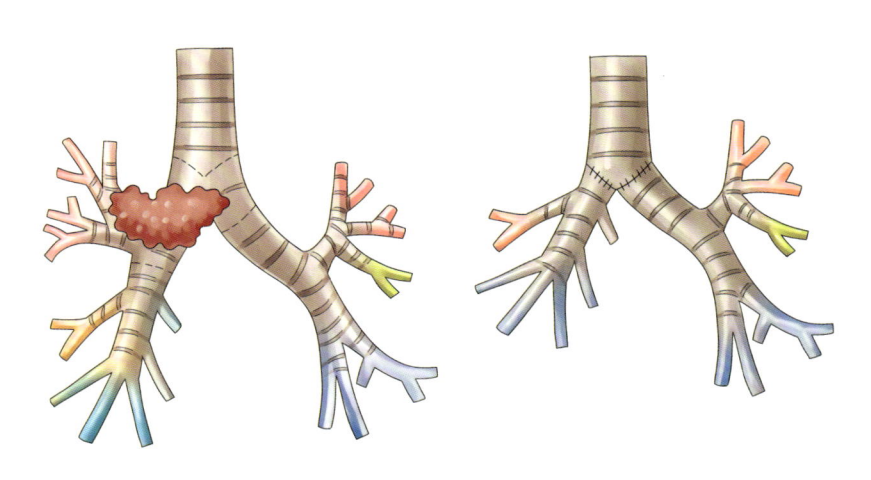

图5-6 支气管袖式肺叶切除术

更为复杂的，如果肿瘤不仅侵犯支气管开口，还侵犯与支气管一起走行的肺动脉，那么对肺动脉也要采取与支气管类似的袖式处理方式，这样的手术就被称为支气管肺动脉双袖式手术。

肺袖式切除术是很大的手术，术中发生大出血等的风险明显要高，手术对医疗机构应急处理水平和医生的手术操作水平要求也更高。随着胸腔镜和达芬奇机器人等微创技术的融合应用，肺袖式切除术的安全性和有效性也不断提升。

总之，肺癌患者最适用哪种手术方式，需要医生结合患者基本情况、心肺功能、肿瘤大小和位置等影像学数据及医疗机构水平等因素综合考虑。如果能"少切"，医生也会尽量"少切"；但是有些肿瘤"太厉害了"，切少了会影响手术效果，复发的概率会较大；有些肿瘤位置靠近血管、气管，不能行局部楔形切除，也只能行肺段或者肺叶切除术。由此，根据适应证选择合适的手术方式，在彻底切除病变肺组织的前提下，尽可能最大化地保留患者的肺功能，才能实现手术有效性和安全性的统一。

第六章

肺癌手术的基本流程

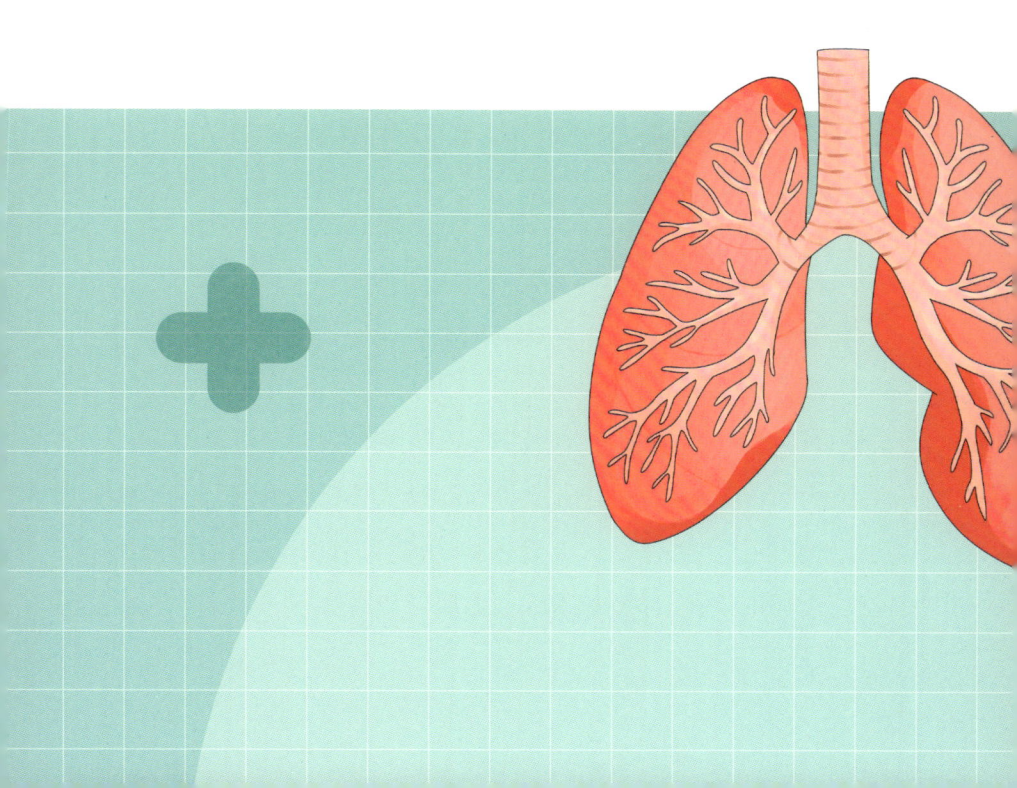

随着现代医学的发展，外科手术的各个环节都发生了革命性的变化。一台手术的顺利实施离不开麻醉医生、护士、外科医生等医疗技术人员的相互配合。良好的麻醉前评估及术前准备可以为胸外科手术的顺利进行提供保障。本章从胸外科手术的角度，进一步介绍术前麻醉准备、术中麻醉维持、手术过程、术后麻醉复苏等方面的内容。

第一节　手术前麻醉医生的评估和准备工作

麻醉是保证胸外科手术顺利进行的重要环节。在麻醉之前对患者进行细致评估，指导麻醉前准备工作，是保证安全麻醉的重要因素。充分的麻醉前准备有利于手术过程中麻醉的维持与管理，并且能够减少手术及麻醉并发症的发生。尤其是胸外科手术，在手术过程中往往会涉及维持人体呼吸和循环等重要功能的脏器，如心脏、大血管、肺、气管、食管等，做好麻醉前的评估和准备工作就显得尤为重要。

麻醉前评估主要是为了深入了解患者一般身体状况、重要脏器的功能及既往的基础疾病，综合评估患者对手术及麻醉的耐受能力。麻醉医生主要通过询问患者病史、查阅患者术前各项实验室检验指标，对患者进行评估，并重点关注患者心血管系统和呼吸系统的各项指标。因此，外科医生常常会在术前检查患者心电图、肺功能、超声心动图等项目，为麻醉医生了解患者重要脏器功能提供数据支持。值得注意的是，若患者在术前已患有心血管或呼吸系统疾病，则手术麻醉的风险会有所增加。外科医生及麻醉医生对此类患者会格外慎重，需要权衡手术利弊及患者意愿，综合考虑后续的治疗方案。

对于胸外科手术，麻醉医生在术前会重点关注患者呼吸系统的功能状态，包括了解患者术前是否有咳嗽咳痰、咯血、肺部炎症、支气管哮喘、咽喉部疾病等；同时，全面评估患者的肺功能。目前，临床常用的肺功能评估手段有动脉血气分析、肺活量和肺容量测定等。当术前评估指标出现下述情况时，提示手术风险增加：①在不吸氧状态下，血气分析中二氧化碳分压升高（$PaCO_2 > 45mmHg$）；②肺功能检查中，第1秒用力呼气容积（FEV_1）小于50%；③残气量大于肺容量的50%。

除麻醉前评估工作外，麻醉前的准备工作也是影响术中麻醉顺利进行的重要因素。首先是麻醉前的呼吸道准备，包括戒烟、维持呼吸道通畅、减少呼吸道分泌物及进行呼吸道管理的教育等。对于既往有长期吸烟史的患者，保持戒烟1个月以上将有助于改善呼吸道功能、减少呼吸道分泌物。此外，对于长期患有慢性阻塞性肺疾病（COPD）者，适当地应用选择性 $β_2$ 受体激动剂、抗胆碱药物或吸入性糖皮质激素，能够有效解除或预防支气管痉挛的发生。另外，指导患者在麻醉前进行自主深呼吸锻炼、咳嗽咳痰锻炼，有助于术后呼吸功能的恢复。

胸外科手术往往需要配合气管插管以维持术中呼吸通气，麻醉医生在术前访视患者时还会了解患者口腔及牙齿的健康状况：有无佩戴可活动的义齿，有无牙齿脱落或松动，以及张口程度、下颌骨发育状况、颈椎后延度等。

第二节　手术过程中麻醉医生的监护工作

胸外科手术多采用气管插管全身麻醉的方式。在麻醉诱导阶段，以静脉快速诱导的方式进行；诱导完成后，以静脉－吸入复合的麻醉方式维持。接受手术治疗的患者在麻醉诱导完成后，对外界环境的感知、痛觉及肌肉力量会下降至非常低的水平。之后，麻醉医生会进行气管插管，以维持患者术中的呼吸功能；同时，为了保证胸外科手术顺利进行，术中通常会暂停手术侧肺的呼吸运动，依靠对侧肺维持肺的通气与换气（见图

第六章　肺癌手术的基本流程

6-1）。在气管插管成功后，多采用呼吸机进行呼吸控制。近年来，随着呼吸机技术的不断发展，机械控制呼吸对潮气量、气道压力、呼吸频率等的调控越来越精密；同时，还能进行氧浓度调节和二氧化碳浓度检测，以帮助麻醉医生更好地管理患者术中的呼吸功能。

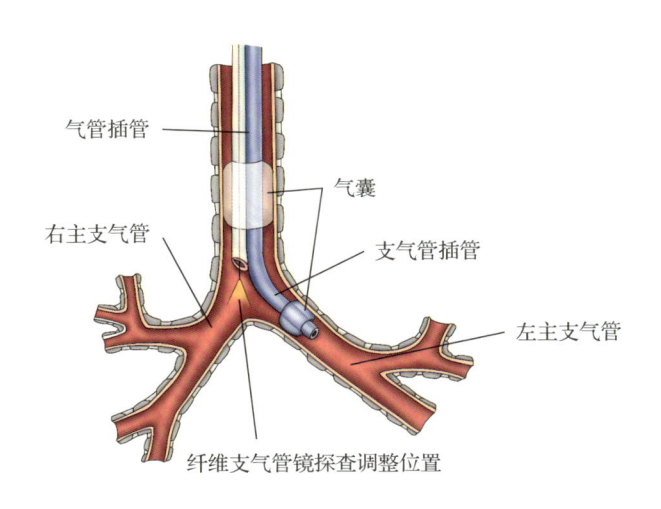

图6-1　术中肺隔离单肺通气示意

在手术进行过程中，麻醉医生会通过观察患者的呼吸运动、听诊呼吸音，及监测动脉血压、血氧饱和度（SpO_2）、呼气末二氧化碳分压（$P_{ET}CO_2$）等指标，来评估患者的呼吸功能并及时做出相应调整。而胸外科手术所采用的单侧肺通气常会发生术中低氧血症，这是由双肺通气变为单肺通气的过程中，通气血流比例失调导致的。此时，麻醉医生会根据具体情况，适当增加呼吸机的潮气量、呼吸频率等参数，以保证血氧浓度。同时，麻醉医生还会通过术中气管镜确定气管插管的位置，保证呼吸道通畅。

除呼吸功能外，麻醉过程中循环系统的稳定也是保证手术顺利进行的关键因素。在麻醉维持状态下，各种麻醉药物会对患者的循环功能造成不同程度的影响，循环功能不稳定则会导致各类并发症发生，严重影响手术治疗的效果。因此，在手术过程中应维持足够的有效循环血容量。如果循环容量负荷过多，会增加心脏的负担，导致心脏功能衰竭；而循环容量不足，则会导致血压下降、循环障碍。麻醉医生在术中主要通过动脉血压、心率、尿量及中心静脉压等指标来评估患者的循环功能状态，以维持患者循环稳定。目前常用的术中血压监测方法包括有创监测和无创监测两种。在胸外科手术中，为了保证对血压的准确监测，多采用有创动脉血压监测。在开始手术前，麻醉医生会在患者手腕处进行桡动脉穿刺置管，并将管路与换能器及血压监测装置连接，以获取动脉血压的数据。除有创动脉血压监测外，中心静脉压也是麻醉期间评估循环功能的重要方法，能够反映患者在术中静脉回心血量的状态以及右心功能，对于麻醉医生控制补充液体的速度及输液量的控制有很好的参考意义。在外科手术时，往往经颈内静脉来监测中心静脉压力，而当中心静脉压力降低，提示循环容量不足时，可通过中心静脉输液的方式来纠正。

第三节　手术室内常用仪器

一、麻醉机

麻醉机是麻醉常用工具之一。其主要功能是为患者进行呼吸管理、供氧及吸入麻醉药。为此,优良的麻醉机要有准确的气体(包括氧气、空气、麻醉气体等)供应装置,必要的安全装置及报警系统,生命体征及各种气体的监测仪器,适用于麻醉管理的麻醉呼吸机,简捷易用的通气系统及操作部件,残气清除系统。

现代麻醉机的基本结构可分为气体供应输送系统、麻醉气体挥发罐、呼吸回路系统、呼吸机、安全监测系统及残气清除系统。

麻醉呼吸机能将液体麻醉药物(安氟醚、异氟醚、七氟醚等)转变为蒸气与氧气混合,随气体供给患者实现全身麻醉,而且能辅助危重患者麻醉过程中的呼吸,以便于患者安全顺利地接受手术。麻醉呼吸机已成为当前重大手术不可缺少的设备。现在的麻醉呼吸机要求能准确释放麻醉气体,并且能从蒸发罐中释放准确浓度的麻醉蒸气,同时要保证供氧充足,排出二氧化碳完全,呼吸阻力低,无效腔量小。

麻醉呼吸机是麻醉机的一个重要组成部分。其主要功能是在麻醉维持期间代替人体肺部的通气功能。其按驱动方式可以分为气动气控型、气动电控型、电动电控型。95%的国产麻醉呼吸机为气动电控型。

在使用麻醉呼吸机时，先要检查呼吸回路有无漏气，具体检查方法视呼吸机的品牌和型号而定。在使用前，通常需要检查呼吸回路有无漏气，钠石灰是否有效，吸气呼气活瓣以及氧流量开关是否正常等。很多进口的麻醉呼吸机自带操作流程说明，按提示操作即可。潮气量和呼吸频率的设定很关键，需要根据患者的年龄、体重等设定潮气量、呼吸频率。麻醉是一项很精密的工作，任何环节都不能马虎，与患者的安全和健康息息相关。

总之，麻醉呼吸机在使用时一定要谨慎，要因人而异，按照需求调整。但有时出现故障不一定是机器的问题，还要结合患者的实际情况考虑。

二、监护仪

术中，监护仪作为在临床医学诊断时提供患者重要信息的医疗设备，通过接入多种功能参数模块，实时监测患者的重要生理指标参数，如心电信号、心率、血氧饱和度、血压、呼吸频率和体温等，实现对各参数的实时监测、报警、信息存储和传输，是一种重要的监护设备。随着技术的发展，监护仪也出现更多扩展，使用基于参数模块插件式的方案，系统集成更多生理监护参数，如连续心排血量测定、麻醉深度监测等，可以应用到更多场景中，也进一步切合临床的需求。

伴随麻醉学的发展，对麻醉深度监测的研究也不断拓展。麻醉状态是麻醉学主要关注的方向，是在临床环境下多种药理效应的综合体现。在保证患者获得适宜的临床麻醉效果的前提条件下，麻醉深度监测既要避免因麻醉效果不佳而导致患者在手术过程中清醒，又要防止麻醉药剂注射过量而导致患者生命安全受到威胁。在实际临床手术麻醉过程中，麻醉深度监测方法主要有主观方法和客观方法。主观方法，麻醉医生依靠个人工作经验做出主观判断，通过观察患者对刺激产生的自主和不自主运动来判断。客观方法往往需要通过监测患者的某项生命体征或与麻醉药剂相关的指数来评估，而这些客观指标的获取需要配备特定的监护设备。

第四节　胸外科手术切口及体位选择

胸部手术切口的基本要求在于可清晰地显露手术野。切口的位置与方向应根据手术目标器官的位置而定。作为手术的第一步操作，切口选择的正确与否将在很大程度上影响手术的进程，甚至会关系到手术的成败。在术前制定手术方案时要通盘考虑诸多因素。

手术切口的选择要保证需要手术的脏器得到最佳暴露。胸部手术切口位置的选择与胸外科手术和麻醉技术的发展密切相关。21世纪以来，随着气管插管和单肺通气等麻醉技术的发展，胸外科大量新术式才得以开展，尤其胸腔镜和手术机器人技术应用于心、肺、食管和纵隔等手术，从传统的大切口，到现在保留完整肋骨、肌肉的孔洞形式微创切口，切口更小，创伤更轻，显露更清晰，并且大大减少传统胸部切口对患者呼吸功能的损伤，皮肤切口美观，术后康复更快。

除手术切口选择外，患者在术中所采用的体位也是配合手术顺利进行的重要因素。目前，在胸外科手术中常见的体位如下。①后外侧切口配合体位：患者取90°侧卧位，术侧在上，健侧腋部用软枕适当垫高，使肋间隙增宽，也预防腋动脉以及臂丛神经受压。健侧下肢伸直，术侧下肢髋、膝关节屈曲，两下肢之间垫软枕，在腰部置支撑架，骨盆前方耻骨联合处和后方骶尾部分别以海绵软垫垫稳固定。两上肢伸直放于支架上。用2条宽布带横跨臀部和下肢上方固定患者于手术台上。电灼用的电极板应放在小腿的外侧部。妥当放置麻醉架、器械架，及与患者连接的各种管线。常规消毒皮肤，消毒范围：上界至颈部和上臂上1/2处，下界达腋中线季肋缘，前界至手术侧胸骨旁线，后界过脊柱达对侧腋后线。铺手术巾：首先接第1块无菌巾盖住切口的下方，然后于手术野对侧、切口上方分别铺第 2、3 块无菌巾，第 4 块无菌巾盖住铺巾者的贴身侧，使切口充分暴露，在其上覆盖中单、大单。②前外侧切口配合体位：患者取仰卧位，手术侧肩背及臀部软枕垫高 30°～45°，将术侧上肢外展伸直放在支持板上或上臂前举，肘关节屈曲 90° 悬吊于手术台麻醉架上。对侧上肢仍平放在身体旁边，稍向后，并用宽布带固定在手术台上。③胸骨正中切口配合体位：患者取仰卧位，肩背部垫以薄枕抬高，使胸骨向前突出。两上肢仍平放在身体旁边并伸直，置长条软枕并用宽布带固定于手术台。④双侧前胸切口配合体位：患者取仰卧位，背部垫软枕，上肢外展，放置在手术支持板上。⑤微创手术：根据术式不同，患者可以取侧卧位、仰卧位、斜卧位、侧俯卧位等。如肺部手术多采用侧卧位，食管手术的胸腔部分也采用侧卧位，而食管手术的腹腔部分则多采用平卧位以利于术野空间显露及手术操作等。

第五节　胸外科手术的基本流程

胸腔镜手术多在气管内置入双腔气管插管全身麻醉（简称全麻）下进行。双腔插管可以保证手术侧肺充分萎陷，提供足够的手术操作空间，保证对侧肺有足够的通气量，以使手术能安全进行。胸腔镜手术时，置入胸腔镜的套管针穿刺点一般选择在腋中线第6或第7肋间。用血管钳做肌层钝性分离，用手指探查胸膜腔。如整个胸膜腔均为紧密粘连，则应该考虑行开胸手术。如果无胸膜腔闭锁等情况，则可置入胸腔镜。在胸腔镜监视下，根据病变部位及将要施行的手术情况，再确定置入手术器械的穿刺点。

肺叶切除是肺癌手术中最常用的术式。其主要步骤如下。

一、摆放正确的体位

患者取侧卧位。切口处皮肤暴露范围要适当大些，显露出预置切口。

二、手术切口

在选定的部位做长1～1.5厘米的皮肤切口，用血管钳分开肌肉、肋间肌并刺破壁层胸膜进入胸膜腔，进行手指探查，若无粘连可直接将套管穿刺针刺入胸膜腔，放入开放式套管，自该套管置入胸腔镜，全面检查胸内结构。然后根据手术需要，同法做第2个和第3个套管切口，在胸腔镜监视下放入无损伤抓钳、电灼剥离器、冲洗吸引管等手术器械。

三、分离叶间裂

用电灼剥离器分离切开粘连带和胸膜；对叶间裂发育不全者可用带电凝的剪刀适当分离，找到合适层面后再用内镜下切割闭合器进行切开缝合操作。

四、肺动脉的处理

①经小切口用普通长血管钳分离结扎叶间动脉。②用切割闭合器切断缝合动脉。③肺门处血管和支气管可一同处理。

五、肺静脉的处理

同肺动脉的处理。

六、支气管处理

用切割闭合器切断缝合支气管。

七、手术结束

在操作器械退出胸膜腔后缝合切口，放置胸腔引流管并固定于皮肤上，引流管另一端接水封瓶，帮助术后肺复张。

第六节　手术完成后的麻醉复苏过程

在完成手术操作后，患者会被转运至麻醉复苏室，进行后续麻醉复苏。在自主呼吸完全恢复、潮气量符合生理要求、肌松药作用完全消失、生理反射恢复（咳嗽、吞咽）、循环稳定后，麻醉医生会拔除气管插管，并将患者转运回病房。

同时，医生和护士会重点关注以下几点。①拔管前尽量吸净呼吸道内分泌物和血液，加压通气以配合术者建立术侧胸膜腔正常负压。②对支气管内插管或双腔支气管插管患者，在拔管前应将支气管导管退到主气管内，或将双腔支气管插管改为单腔气管插管。③对于估计病重不能及时拔管或需较长时间辅助呼吸的患者，可在术后将双腔支气管插管改为单腔气管插管。

待患者完全清醒、定向力恢复、呼吸循环功能稳定后，再进行转运。整个麻醉后恢复及转运过程始终保持呼吸道通畅与氧供，避免缺氧。

第七节　术后疼痛管理

一、镇痛的意义

开胸手术因涉及多层肌肉组织、肋骨切除，术后患者呼吸时因胸壁运动可产生剧烈疼痛，从而抑制术后深呼吸及咳嗽能力，妨碍早期活动。因此，应在患者全身麻醉苏醒前就采取镇痛措施。疼痛本身会抑制患者术后的恢复能力。但是，不适当的镇痛也可能促发肺部并发症。开胸手术后伤口留有后遗痛十分常见，约25%～60%的患者伤口周围残留疼痛数月至数年不等，有时疼痛涉及同侧腋下、肩部或上腹部，此为开胸手术后疼痛综合征（post-thoracotomy pain syndrome，PTPS）。国际疼痛研究协会（International Association for the Study of Pain，IASP）对开胸手术后疼痛综合征的定义为：胸部手术1周后仍然残留疼痛并持续2个月以上，疼痛的感觉广泛遍及伤口周围。其病因主要为术中直接或间接的肋间神经损伤及损伤后神经修复不良。由于开胸手术必然会有肋间神经损伤，所以最新理论更倾向于肋间神经损伤后修复不良。开胸手术后疼痛综合征的治疗以往以硬膜外镇痛为金标准方法，目前以椎旁阻滞、肋间神经阻滞、镇痛及促进神经修复为主，不主张神经破坏。

二、常用的术后镇痛方法

1. 口服

（1）优点：简单。

（2）缺点：不能用于禁食及消化吸收功能尚未恢复者。

（3）适用范围：①门诊小手术。②镇痛泵撤除后仍存在轻度疼痛的患者。

（4）常用药物：甾体抗炎药、阿片类缓释剂（曲马多）等。

2. 肌内注射

（1）优点：简单，起效快，易迅速产生峰作用，可按需分次给药。

（2）缺点：肌注吸收后个体差异大（效果与起效时间），基于体重或体表面积计算的镇痛药物剂量并不准确，因此存在镇痛不全或药物过量的情况。

（3）常用药物：阿片类镇痛药（哌替啶、布桂嗪）。

3. 静脉注射

（1）优点：起效快。

（2）缺点：单次间断静脉注射后药物浓度曲线十分陡峭，剂量不易掌握，镇痛效果个体差异大。护士工作量增加。

（3）常用药物：阿片类镇痛药（哌替啶、吗啡等）。

4. 自控式镇痛（patient controlled analgesia，PCA）

（1）优点：综合了连续给药的优点和自动化控制技术。其特点在于由医生根据患者的具体需求给予一个总体用药剂量

（连续用药），因个体差异，患者可根据自身需求，在感到疼痛时及时、迅速地获得1次最适药量（单次用药），即在医生设定后由患者自己给药，从而获得最佳的镇痛效果并最大限度减少用药过量的发生。自控式镇痛无肌内注射的痛苦，并有高质量的镇痛效果，患者满意率提高。自控式镇痛需要专门的设备（见图6-2）来实现（电子或机械镇痛泵），其主要包括三个部分——注药泵、带按钮的自控装置、带单向活瓣的输注管道。使用前由医生根据患者需要调节好单次给药的剂量及锁定每次给药的间隙期。将管道与静脉连接，按键由患者控制。当患者感到疼痛，要求用药时，按动1次按键启动，治疗机将一个单次剂量注入体内。如果预定的剂量等不适宜，医生应根据每位患者的具体情况及时调节。

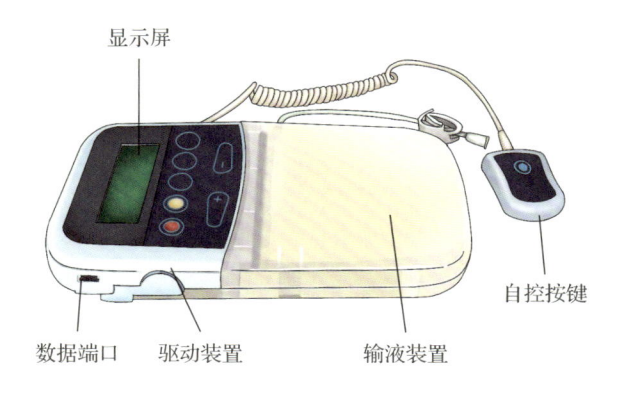

图6-2 自控式镇痛设备示意

（2）不良反应：①尿潴留：与用药种类和剂量相关。②呼吸抑制：与镇痛药剂量呈正相关，因此须监护。③恶心、呕吐：与用药种类有关，必要时可用甲氧氯普胺及中枢性镇吐药处理。④皮肤瘙痒：多发生于女性患者，用抗组胺药物治疗。

第八节　术中快速病理冰冻切片检查的意义

术中明确肺部病灶的病理性质对于手术切除范围及手术方式的选择具有重要的意义。外科医生常希望能在手术过程中及时了解肺部病灶的病理性质，从而及时确定手术切除范围和手术方式。但是，常规病理检查往往需要等待一定的时间才能取得结果。而术中快速病理冰冻切片检查恰恰能够满足外科医生在术中快速获得病理检查结果的要求。在一般情况下，外科医生会在30分钟内收到快速病理冰冻切片的诊断报告，这也大大提升了外科手术治疗的效率。

冰冻切片主要指将手术切除的病变组织在-20℃的冰冻切片机中快速冷冻，使病变组织冻结成具有一定硬度的组织团块后，切割制作成的组织切片。在经过染色、封片等多个环节后，病理医生会对冰冻切片进行读片并做出相应的病理诊断。

快速病理冰冻切片是一种快速得出检查结果的技术手段，其诊断的准确度与术后的常规病理尚有一定的差距。在接受临床治疗过程中，有极少数患者会遇到快速冰冻病理的诊断与常规病理检查结果存在差异的情况，但我们不能简单地认为快速冰冻病理的诊断出现了错误。快速冰冻病理因其要求快速报告，诊断难度也大大增加，所以其结果目前多作为外科医生在术中判断手术切除范围的一项参考指标。在实际的手术过程中，外科医生会根据患者病史、术前检验检查的结果和快速冰冻病理诊断进行综合判断，而不是单一地参照快速冰冻病理诊断。疾病的病理诊断最终还应以术后常规病理诊断报告为准。

第七章

肺部手术的术后注意事项

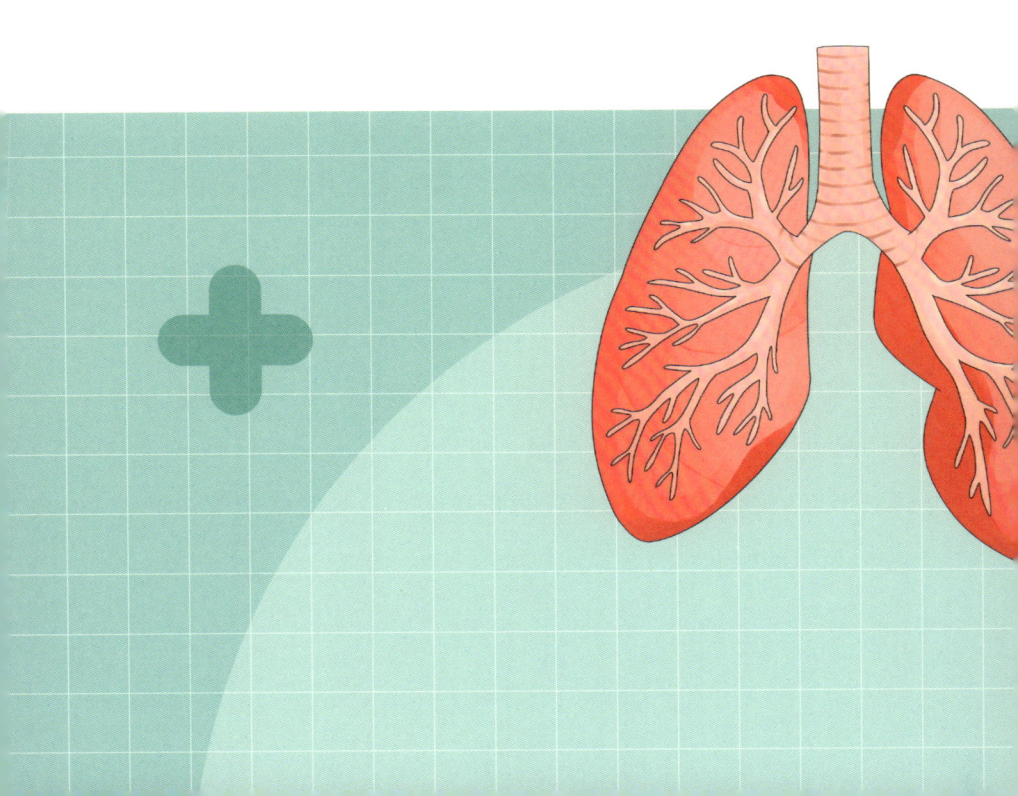

手"刀"病除

第一节　有效的呼吸康复训练

手术是原发性肺癌的首选治疗方法。然而，肺部分切除后会对肺功能产生永久性损害，使得患者肺功能持续性下降，进而导致呼吸功能障碍，同时肺部手术后也可能会出现肺部感染等并发症。多项研究证实，肺康复训练有利于提高肺部手术后患者的肺功能，并可以减少术后并发症的发生。那么肺的呼吸康复运动训练包括哪些方法？应该如何科学正确地进行呼吸康复训练？又有哪些患者不适合呼吸康复训练呢？

肺的呼吸康复训练包括缩唇腹式呼吸、有效咳嗽咳痰、正确使用呼吸训练器等。

一、缩唇腹式呼吸

缩唇腹式呼吸是通过增高支气管内压，并利用腹肌运动（见图7-1），以提高通气量、减少耗氧量、减轻呼吸困难，最终达到提高运动耐力的呼吸训练方式。呼吸频率为每分钟7～8次，每组训练5分钟，每天训练3组。

第七章　肺部手术的术后注意事项

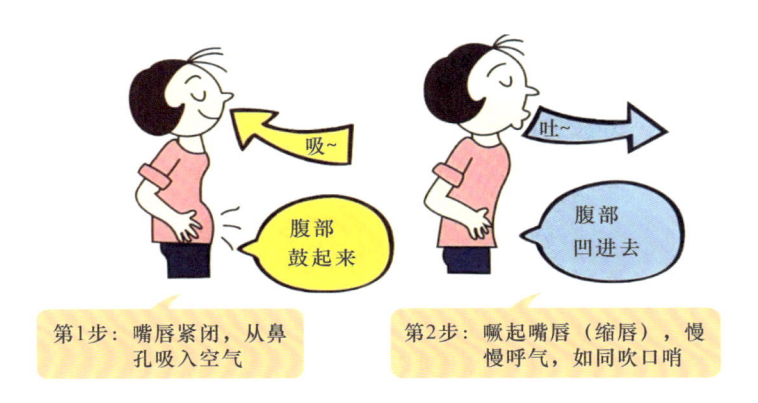

第1步：嘴唇紧闭，从鼻孔吸入空气

第2步：噘起嘴唇（缩唇），慢慢呼气，如同吹口哨

图7-1　缩唇腹式呼吸

二、有效咳嗽咳痰

有效咳嗽咳痰可以帮助患者清除痰液，减少肺部感染。患者取坐位，缓慢深吸气后屏气，身体略微前倾，打开声门后进行2～3声有力的咳嗽（见图7-2），帮助排除痰液。

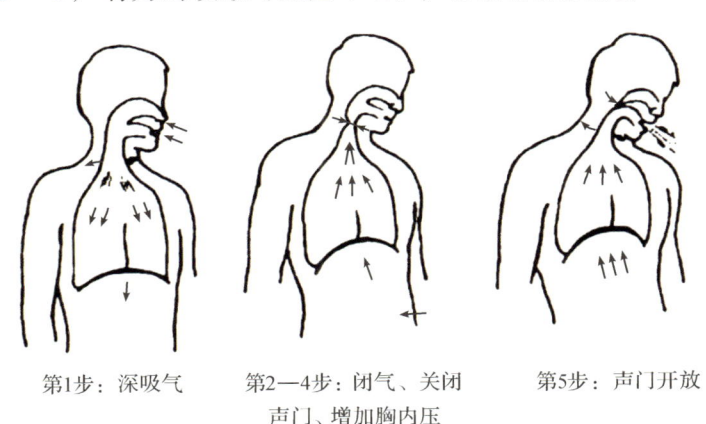

第1步：深吸气

第2—4步：闭气、关闭声门、增加胸内压

第5步：声门开放

图7-2　有效咳嗽咳痰

三、正确使用呼吸训练器

呼吸训练器（见图7-3）是一种主动吸气锻炼装置，其不仅可以增加吸气肌的力量和耐力，而且有助于排空肺泡气体，改善肺泡侧支通气，及促使小气道分泌物向大气道流通。在胸外科手术前后使用呼吸训练器可以帮助患者提高手术耐受性、恢复肺功能，预防术后肺部并发症，增加患者快

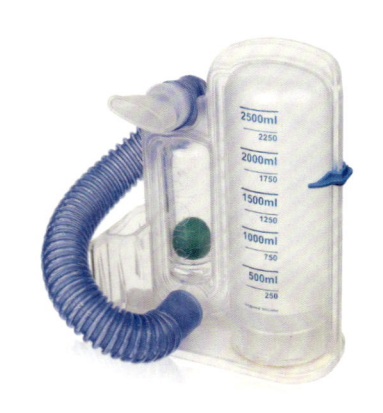

图7-3 呼吸训练器

速康复的信心。注意：不是所有患者都适用呼吸训练器，例如合并慢性阻塞性肺部疾病等存在过度通气的患者、呼吸肌疲劳的患者及认知障碍不能配合的患者，需在医护人员评估后，才可以确定是否可以使用。根据说明书安装好呼吸训练器后，使用者紧咬滤嘴，将肺内空气排空，然后快速且深入地吸气，缓慢呼气，重复呼吸多次。训练频率：每天2组，每组进行30次吸气训练。

呼吸康复训练不适宜人群：同时合并有严重肺动脉高压、不稳定型心绞痛、脊柱损伤或严重肋骨骨折、咯血等的患者。

第二节　术后疼痛的原因及辅助镇痛的方式

胸外科手术后急性疼痛的发生率较高，有效的术中及术后麻醉镇痛方式能使患者早日下床活动，更好地进行深呼吸、咳嗽及清除气道内分泌物，从而促进术后快速康复，明显缩短住院时长。肺部手术后疼痛的原因包括急性炎症反应以及肋间神经损伤。

手术后的镇痛方法包括硬膜外麻醉、椎体旁阻滞以及肋间神经麻醉等局部麻醉，这对于术后急性疼痛的控制（尤其是术后第1天）具有不可替代的作用。术后镇痛泵的使用可以借助"机器"（泵）进行自动或手动给药镇痛，镇痛方式可以完全由患者自己控制，在安全模式下可以追加药物满足自己的镇痛需要。抗炎镇痛药［如非甾体抗炎药和（或）对乙酰氨基酚］也可在术后服用，并且已被证明对无禁忌证的术后患者有益。

第三节　术后下肢静脉血栓的预防

不少患者和其家属有疑问，为什么医护人员在大手术前会建议他们准备医用弹力袜。其实，这是为了预防手术后下肢深静脉血栓的形成。

对于需要手术及长期卧床的患者，血栓的形成主要是由下肢静脉血流缓滞引起的。手术时，由于长时间仰卧和麻醉，患者的下肢肌肉松弛（麻醉复苏后即恢复正常生理功能）、静脉舒张，易形成深静脉血栓。此外，手术结束后，患者需要卧床休息，无法活动下肢，造成静脉血液回流减慢，从而易诱发下肢深静脉血栓的形成。

在患者术后麻醉未清醒前，抬高其双侧下肢，按摩患者下肢腓肠肌和比目鱼肌，做足踝部被动运动。患者清醒后，鼓励其主动做床上足踝部运动和膝关节屈伸运动，争取早日下床活动。对于病情不允许下床的患者，可以使用弹力袜、弹力绷带或者下肢血液循环泵，促进静脉血液回流。待患者身体恢复出院后，可以通过上下楼梯、摆臂快速走等运动帮助患者快速康复。

第四节　术后的饮食禁忌

肺部手术后，饮食没有特别禁忌，不存在"发"的食物。饮食的要点在于均衡、多种多样，这样才有利于吸收。术后多喝水，饮食顺序依次为流食→半流食→软食→普食。手术后1周内为手术创伤调养期，可多吃一些蛋白质、碳水化合物含量丰富的食品，如瘦肉类、鱼类、蛋类以及各种谷类等，一般不限制食量，保证良好的营养，为治疗创造更好的条件。饮食要注意多吃新鲜蔬菜和水果；可以食用正规渠道购买的营养品，但必须保证营养品的有效成分不影响患者健康；不吃或少吃较凉或刺激性食品，包括油炸食品；不吸烟，不饮酒；不要吃太多易产气的食物，以免腹胀。

第五节　胸腔闭式引流管及水封瓶的用处

当患者有气胸、脓胸、血胸、胸腔积液时，通过一个小手术，将引流管的一头放入胸膜腔内，另一头接入位置较低的水封瓶中，利用呼吸运动和重力的原理，将气体、脓液、血液、胸腔积液排出，重建胸膜腔内的负压，让受压迫的肺重新张开，恢复功能（见图7-4）。胸腔闭式引流作为一种治疗手段，被广泛地应用于以上各种情况和肺部手术后。

胸腔闭式引流管需要定期护理。①保持密闭：水封瓶长玻璃管没入水中3～4厘米，并始终保持直立，胸壁闭式引流管

手"刀"病除

胸腔引流管
肺组织
胸腔
水封瓶

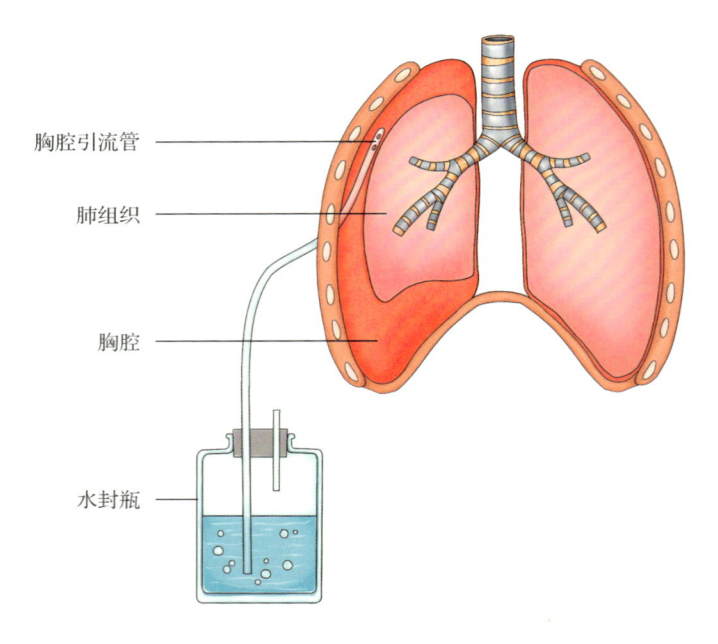

图7-4 胸腔闭式引流示意

口周围用油纱布包盖严密，更换引流瓶时应双重夹闭引流管，以防空气进入胸膜腔。②保持引流通畅：注意水柱波动情况，正常上下波动4～6厘米，定时挤压引流管，防止其受压、折曲、阻塞。③妥善固定：将胸腔闭式引流管用医用胶布固定在胸壁，同时用别针固定在床单上，实现双重固定，并保持足够长度，以免翻身时牵拉导管引起疼痛或使导管脱出。④观察引流液的量及性状：若引流量多且色鲜红，提示有活动性出血，应向医生报告。⑤保持无菌：每日一次更换引流瓶中的无菌生理盐水，每周一次更换引流瓶。⑥拔管指征：将感染性并发症

第七章 肺部手术的术后注意事项

的发生风险降至最低,要求尽早拔管。胸腔镜辅助下肺切除术后,如果排除漏气且24小时引流液引流量＜300毫升,引流液为非肉眼乳糜状,则术后48小时内可拔除胸腔引流管。

目前,临床上有三种可用的胸腔闭式引流水封引流装置——单瓶、双瓶和三瓶。单瓶引流装置就是通过收集管将胸腔引流管连到一根位于水封瓶中的管子(见图7-5),该水封管大约有3厘米处于瓶中的水平面以下(水封);而瓶中的另外一根管(通气管)则连通瓶中空间与瓶外的大气,一般不接吸引器。在该系统中,当胸膜腔压力超过大气压3厘米水柱时,将促使胸膜腔中的空气或液体通过重力引流排出到瓶中;当胸膜腔为负压时,瓶中液体将被回吸到水封管内。只要水封瓶低于患者插管平面一定高度(如在患者床旁的地板上),水封管

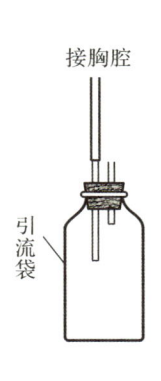

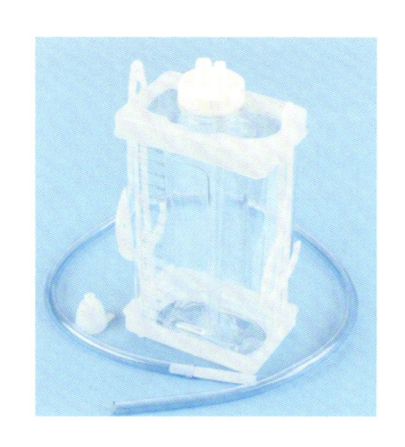

图7-5 单瓶引流装置

手"刀"病除

中液柱产生的静水压就可以对抗胸膜腔负压，防止水封瓶中的水被回吸到胸膜腔内。应谨记静水压和水封管中液柱的高度成比例。当升高水封瓶位置时，液柱高度降低，液体很容易被回吸至胸膜腔内。因此，任何时候都必须保证水封瓶位置低于患者一定高度。单瓶引流装置的缺点之一是，当从胸膜腔排出的液体（血液、脓液、渗出液）越来越多时，水封瓶中液面越来越高，水封管在液面下的部分越来越多，促使胸膜腔内容物排出所需要的压力也逐渐增加。

　　双瓶引流装置可缓解这个问题。双瓶引流装置的工作原理与单瓶引流装置相同，只是在引流管与水封瓶之间加了一个收集瓶（见图7-6）。不论是单瓶引流装置还是双瓶引流装置，都可以将通气管连接到一个高容/低压吸引系统，如Vernon-Thompson泵，压力设置为－20～－10厘米水柱。

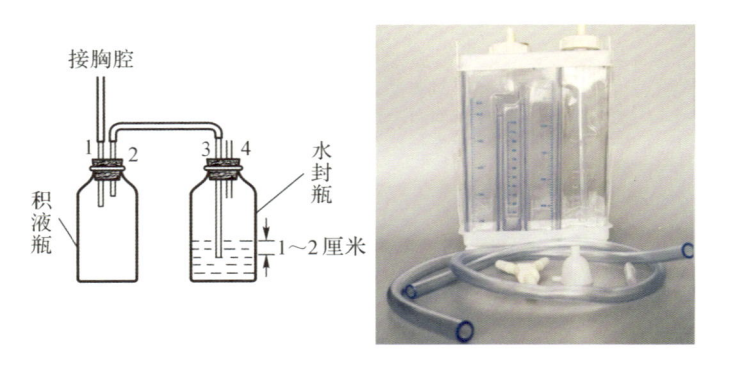

图7-6 双瓶引流装置

第七章　肺部手术的术后注意事项

三瓶引流装置是在水封瓶后再加一个测压瓶（见图7-7）。测压瓶中有一根通气管位于液面下，可以调节吸引器所产生的负压。最大的吸引负压值（厘米水柱）等于该管位于液面以下的长度（厘米）。

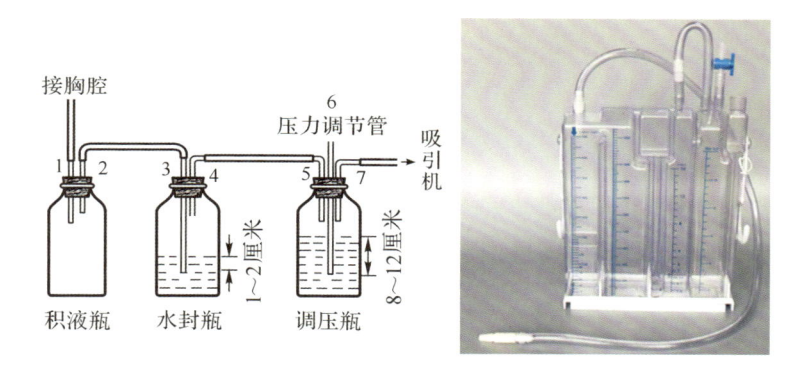

图7-7　三瓶引流装置

胸腔闭式引流的水封瓶从单瓶、双瓶到三瓶，功能有些改进，瓶身也从玻璃瓶到现在多数医院使用的集合多腔塑料瓶。数字化胸腔引流装置现已在西方国家的医院中开始广泛应用，其可以提供客观的实时漏气监测、过去24小时历史漏气曲线以及全程稳定的负压治疗（见图7-8）。同时，针对传统的胸腔闭式引流管外接的是水封瓶，瓶体笨重、携带不便及患者易牵拉疼痛的问题，一种新型无水负压引流瓶被研发出来，其便于携带且结构稳定安全，可以持续补偿并调节负压大小。

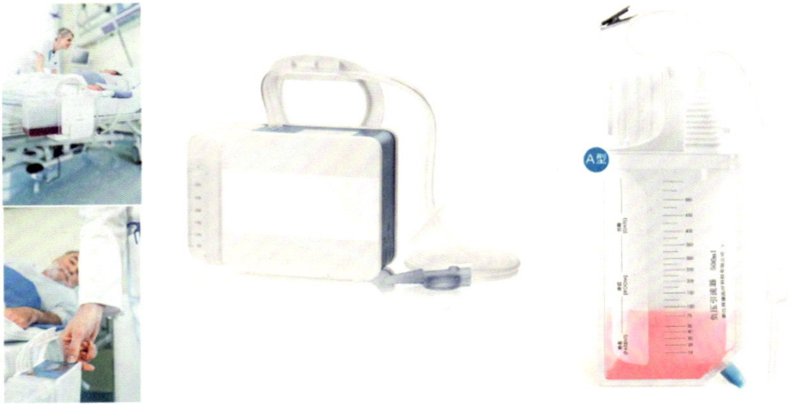

手"刀"病除

图7-8 数字式胸腔引流系统

第六节　术后有效的运动康复训练

肺部微创手术已经大大减轻了胸部手术伤口的创伤，但是对于胸腔内手术操作而言并没有本质的改变，就是说无论微创手术还是开放手术，我们的肺都会有类似程度的创伤。因此，术后都要进行合理适当的运动，这样不仅有助于清除患者气道内分泌物，预防术后肺部并发症，还能有效缓解患者术后气短、疲劳等症状，促进术后快速康复，提高术后生活质量。下面我们介绍几种简单有效的运动康复训练。

第七章　肺部手术的术后注意事项

一、上肢扩展运动

顾名思义，上肢扩展运动就是尽可能地舒展和活动我们的双上肢。取站立位或者坐位，将我们的双臂从侧面慢慢展开，逐渐抬高，尽可能地贴近耳朵，再慢慢地从前方落下，类似划水的动作。这个动作可以充分拉伸我们的肌肉，预防术后手臂长期不活动导致的举抬困难。建议每天做 2～3 组，每组 6～8 次。

二、踝泵运动

患者取坐位或者平躺在床上，双脚做跖屈和背伸动作，就是勾起双脚和伸直脚背，这个动作对预防下肢静脉血栓非常有好处。建议每天做 80～100 次。

三、摆臂踏步训练

术后可以根据自身承受能力，在床旁进行快速摆臂踏步运动，双臂需要有较大的摆动幅度，让自己有轻微疲劳感。每次 10～15 分钟，每天 2～4 次。

四、登楼梯训练

登楼梯训练建议在术前和居家康复时进行。术后住院期间，患者体力相对较弱，同时住院环境相对封闭，不适合进行登楼梯训练；术后居家康复时可以进行登楼梯训练。登楼梯时要达到轻度疲劳和气促的程度，如果自觉明显气短，就要短暂休息。建议每次 10～15 分钟，每周 5～7 次。

五、康复门诊

术后定期前往医院或者社区的康复门诊，在专业治疗师的指导下进行运动康复，这是更加科学和推荐的方法，但是考虑到部分地区条件限制以及人力和经济消耗，康复门诊可酌情选择。

注意：训练过程应有家人陪同，如有心脏方面的疾病，请备好急救药品（如速效救心丸）；糖尿病患者请在饭后 1 小时后进行训练，禁止空腹时进行锻炼。

第七节　围手术期液体管理

无论你是否经历过全身麻醉手术，可能都听说过手术前不能吃、不能喝，其主要目的是预防麻醉过程中胃内容物反流进入气道而发生吸入性肺炎甚至更严重的并发症。整个围手术期的液体管理从术前禁食、禁饮就已经开始了，这与手术顺利开展以及术后并发症的预防有着密切的关系。由于术前需要禁食、禁饮，而手术过程又有体液丢失，所以我们需要警惕患者发生血容量不足的风险，其最直接的表现就是血压过低，血容量不足会对大脑、肾脏等重要器官造成损害。而如果输液太多，则心脏需要承受很大的压力，大脑、肺、胃肠道易发生水肿，就好比池塘里的水太多了，抽水泵需要拼命地工作才能把多余的水分抽掉，否则易发生溃堤。因此，从术前到术后，科学的补液管理是保障患者平稳度过围手术期的重要步骤，下面我们就讲讲肺部手术（围手术期）如何进行液体管理。

术前液体管理的目的是让患者在充分水化和正常血容量状态下进入手术室。美国麻醉医师协会（ASA）术前禁食指南推荐，术前2小时可适量饮用清亮液体。《加速康复外科中国专家共识及路径管理指南（2018版）》建议，术前10小时饮用12.5%碳水化合物饮品800毫升，术前2小时饮用≤400毫升，包括清水、糖水、无渣果汁、碳酸类饮料、清茶及黑咖啡（不含奶），不包括含酒精类饮品。这样有利于减少手术前患者饥饿、口渴、烦躁、紧张等不良反应，有助于减少术后胰岛素抵抗，缓解分解代谢，甚至可以缩短术后住院时间。

术中液体管理的目的是维持中心血容量，尽量减少因输液过量或者不足而导致的术后并发症。通过优化循环容量以改善组织灌注，血容量必须与心血管功能相匹配，避免容量不足而引起隐匿性低血容量和组织低灌注，避免容量过负荷而引起心功能不全或外周组织水肿。液体治疗应采取个体化原则。

我们研究发现，在进行肺切除手术时，术中输液速度控制在 7.5～10.5mL/（kg·h）有利于减少术后并发症的发生。

术后应早期口服液体。事实上，对于全身麻醉后的非肠道手术患者，在术后清醒后 4～6 小时进行口服补液一般是安全的，可以避免呕吐和恶心。术后早期进饮可以快速恢复正常饮食，有利于早期运动和肠道功能恢复，可以减轻口渴感和增加舒适度。术后可以正常口服液体后，我们通常会尽量减少静脉输液，选择静脉注射的方式给药，这样不仅可以减轻输液负担，还能极大地缩短输液时间，有利于患者早期下床活动。

第八节　患者术后常见症状

一、疼　痛

手术带来的创伤是手术后疼痛的直接原因，一般持续 3～7 天。对于肺癌手术，微创技术已经让手术创伤相比于传统开放手术大大减小，疼痛情况还与微创打孔数目有一定的相关性。术后疼痛会带来一系列不良反应，包括影响呼吸和咳痰，导致血压升高、焦虑失眠等问题。术后镇痛方式包括药物镇痛、伤口局部麻醉等。常见的镇痛药物有非甾体抗炎药、阿片类药物、

第七章　肺部手术的术后注意事项

抗癫痫药、利多卡因等。非甾体抗炎药在临床工作中应用广泛，不仅镇痛效果更好，而且术后早期恶心、呕吐及腹胀等不良反应的发生率也更低。伤口局部麻醉可以对伤口部位进行精准镇痛，包括镇痛贴和镇痛膏药等。良好的疼痛控制可以加速患者术后康复，改善术后生活质量。

二、咳　嗽

术后，医生通常会要求患者积极主动咳嗽，这样有助于恢复胸腔负压，促进手术侧胸腔内积气和积液的排出，同时有利于患者排出气道内分泌物，预防肺不张、肺部感染等肺部并发症。但是，大多数患者在术后 5～7 天开始会出现喉咙发痒，或者接触冷空气、油烟等刺激时发生明显咳嗽。这些通常是手术带来的副反应。这种咳嗽往往在术后 1 个月内逐渐加重，然后逐步缓解，更有甚者可能会持续半年以上。如果咳嗽对工作和生活有影响，建议及时就医进行对症治疗。

三、气　短

气短是肺癌术后的常见症状之一，主要表现为患者活动后感觉气短、呼吸急促，需用力呼吸，并使呼吸肌和辅助呼吸肌参与呼吸运动，出现呼吸频率加快、深度加深的改变。术后气短通常与伤口疼痛、肺功能损失、肺部并发症（如肺不张、胸腔积气积液等）相关，可以通过积极镇痛和康复锻炼予以改善。

四、痰中带血

不少患者术后咳痰时会出现痰中带血的情况,对此通常不必过分紧张,反而应该积极咳嗽,将气道中的瘀血排出来,否则易引发肺部感染、肺不张等并发症。术后 1 周内痰中带血是较正常的现象,如果咳嗽出血较多且颜色鲜红,可以请医护人员进行专业判断和处理。

五、恶心、呕吐

恶心、呕吐是患者手术后的常见症状,但较少出现于患者出院后。绝大多数患者在术后 24 小时发生恶心、呕吐。其常见的原因包括以下几个方面。①麻醉因素:麻醉用药能延迟胃排空而诱发术后恶心、呕吐;术后给予阿片类镇痛药也可能诱发呕吐。②患者因素:有研究发现,成年女性比男性更易发生恶心、呕吐,这可能与性激素水平相关。此外,既往有术后恶心、呕吐症状或运动眩晕史的患者更易发生术后恶心、呕吐。对恶心、呕吐等临床表现明显的患者,需减少术后阿片类镇痛药的使用,同时在医生指导下进行药物治疗。

第九节　良好的情绪可以有效缓解术后症状

多数肺癌手术患者术后会受咳嗽、气促、伤口疼痛等症状的影响，这种长期的躯体不适以及对预后的担忧，使患者易出现焦虑、抑郁等不良情绪。而这种不良情绪会进一步导致不良的应激反应，降低患者机体免疫功能和加重负性情绪，形成恶性循环。研究发现，肺癌术后不良情绪会影响患者对治疗和康复的信心，降低患者对治疗的依从性，延长住院时间，影响术后康复。因此，医护人员与患者之间良好的沟通和优质的医疗服务是缓解患者不良情绪的重要途径，患者术后包括出院后可以积极地寻求医护人员的专业疏导，以进行有效干预，提高术后生活质量。保持良好的情绪，首先需要正确认识术后的各种症状，了解哪些是术后常见的症状，学会正确描述症状的严重程度，积极主动地寻求医疗帮助，不要让影响生活的症状越拖越久；其次，可以积极参与自己感兴趣的活动，分散对术后症状的注意力，因为精神紧张也可能增加对各种症状的敏感度；最后，患者术后应该积极地回归到工作和生活中，从家庭、朋友中获得支持，满足心理的需求，预防焦虑、抑郁等不良情绪的产生。

第八章

肺癌的辅助治疗和新辅助治疗

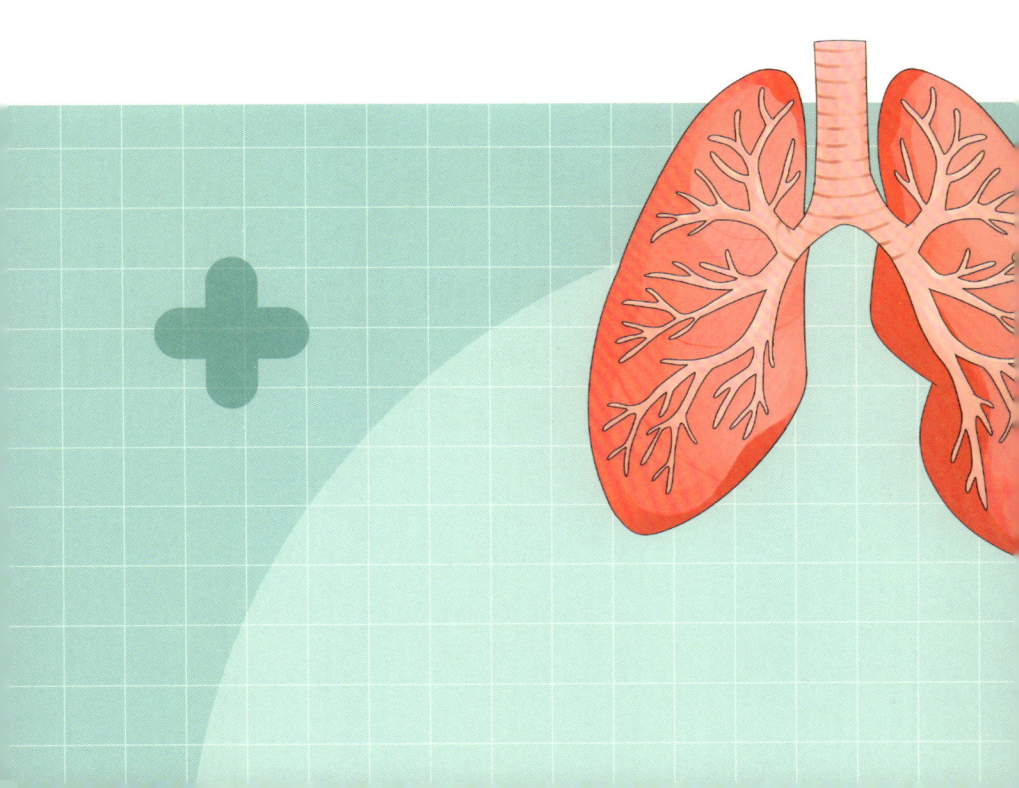

手"刀"病除

第一节 肺癌辅助治疗

一、肺癌辅助治疗的概念及分类

肺癌的辅助治疗通常指肺癌手术后给予的一系列治疗，以消灭体内可能残余的癌细胞，降低肿瘤复发或向其他部位播散转移的可能性。肺癌辅助治疗的种类有很多，常见的有辅助化疗、辅助靶向治疗、辅助放疗、辅助免疫治疗等（见图 8-1）。

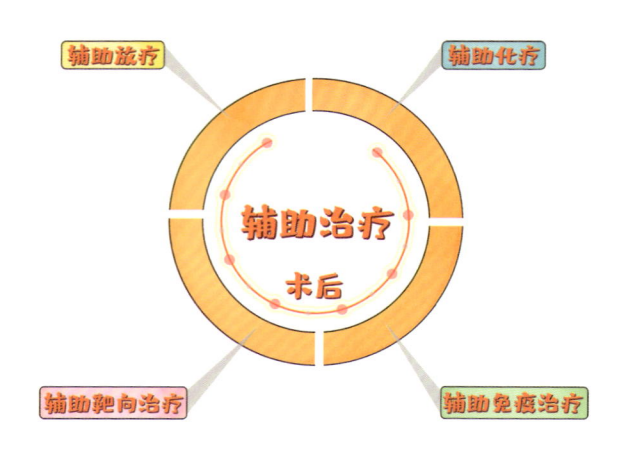

图8-1 肺癌辅助治疗的分类

第八章　肺癌的辅助治疗和新辅助治疗

对于部分早期及中期非小细胞肺癌（non-small-cell lung cancer，NSCLC）患者，术后辅助治疗是其手术切除后减少复发、延长生存时间和改善生活质量的重要治疗组成，从经典的术后辅助化疗到近年来表皮生长因子受体酪氨酸激酶抑制剂（epidermal growth factor receptor tyrosine kinase inhibitor，EGFR-TKI）辅助靶向治疗，辅助治疗带给早中期非小细胞肺癌患者越来越多的益处，主要是生存时间延长和生活质量提升。根据目前的国内外专家意见，对于病理分期Ⅰb期及更晚的非小细胞肺癌患者，推荐基于基因检测、EGFR等基因突变情况和肿瘤分期制定术后辅助治疗策略。

二、肺癌辅助治疗的原则、方法和时机

1. 辅助化疗

辅助化疗是目前应用最广泛的辅助治疗手段。但是，由于化疗药物的副作用较大，且辅助化疗能够带来的生存获益相对有限（5年生存率提高约5%），所以在术后辅助化疗前，医生会仔细评估患者的肿瘤分期、体能状态、个人意愿、生活质量，以及各脏器功能，包括肺功能、心功能、肝肾功能等，综合考虑辅助化疗的收益和风险。

辅助化疗的方案推荐以顺铂为基础的双药方案，其联合药物包括长春瑞滨、吉西他滨、多西他赛、紫杉醇、白蛋白结合型紫杉醇、培美曲塞（仅用于非鳞癌）和依托泊苷等。对于无

法耐受顺铂的患者，可采用以卡铂为基础的双药方案。待患者术后体能状况基本恢复正常即可开始辅助化疗，一般在术后4~6周，建议最晚不超过手术后3个月。术后辅助化疗常规推荐4个周期，增加化疗周期并不会增加患者获益，反而可能增加不良反应的发生。

2. 辅助靶向治疗

非小细胞肺癌中，特定信号通路尤其酪氨酸激酶的基因突变是肿瘤发生发展的重要因素。近期的研究发现，针对这些驱动基因突变的早中期非小细胞肺癌患者进行相应靶向治疗在术后辅助治疗中具有重要作用，相比于传统的化疗，靶向治疗能够显著改善此类患者的预后。在已知的多种非小细胞肺癌驱动基因突变中，EGFR突变是最主要的突变类型。

从最新的一系列研究结果来看，EGFR-TKI药物（包括奥希替尼、吉非替尼、埃克替尼、厄洛替尼，尤其是奥希替尼）辅助治疗可延长EGFR突变阳性早中期非小细胞肺癌患者的无病生存期（disease free survival，DFS），特别是奥希替尼可显著降低肺外其他器官包括脑转移的风险。

故对于EGFR突变阳性的患者，临床医生会根据患者术后体能恢复情况决定启动EGFR-TKI辅助治疗的时间（通常不超过术后10周）。接受过新辅助化疗的EGFR突变阳性患者，可继续接受第三代EGFR-TKI奥希替尼辅助治疗，开始奥希替尼辅助治疗的时间通常不晚于术后26周。术后EGFR-TKI辅助治疗的时间应不少于 2 年。

3. 其他辅助治疗

目前的研究表明，辅助放疗并不能显著改善很多患者的术后复发率和生存率，反而会显著增加心脏毒性，常见的心脏放射损伤包括心包损伤及冠状动脉疾病（coronary artery disease，CAD），心脏放射损伤有较长潜伏期，心包渗漏（积液）常在放疗后 6～12 个月出现。冠状动脉疾病可在放疗后 10～15 年出现，但当患者有肥胖、吸烟、高血压时，冠状动脉疾病发病的可能性增大且发病时间提前。因此，目前对 N_0～N_1 的患者（N_0：无区域淋巴结转移；N_1：同侧支气管或肺门淋巴结转移）均不推荐行辅助放疗。

越来越多的研究发现，免疫治疗在新辅助治疗中具有积极的作用（详见第九章），但辅助免疫治疗能否改善肿瘤完全切除术后非小细胞肺癌患者的生存时间，仍缺乏足够的科学证据。目前，对于 EGFR 突变阴性的非小细胞肺癌患者，如果新辅助治疗采用免疫检查点抑制剂（immune checkpoint inhibitor，ICI）且有效（即免疫治疗的一种），可以在术后多学科讨论决定患者的辅助治疗方案。

三、患者答疑

1. 我已经手术切除肿瘤了，为什么医生还要推荐我进行辅助治疗？

答：手术切除确实是肿瘤Ⅰ期和Ⅱ期患者的主要治疗手段。然而，虽然手术切除可能治愈肿瘤，但仍有约50% ⅠB期和60%～75% Ⅰ～Ⅱ期的非小细胞肺癌患者术后出现肿瘤复发且最终因该疾病死亡。术后辅助治疗能够降低肿瘤复发的风险，消除潜在病灶，是改善患者生存时间的合理方法。

2.为什么医生只推荐部分患者去做基因检测，而有些患者则不用？

答：根据国内外专家意见，对于病理分期ⅠB期及更晚的非小细胞肺癌患者，推荐基于基因检测、EGFR等基因突变情况和肿瘤分期，制定术后辅助治疗策略。研究已经证实，使用针对EGFR突变的药物（包括奥希替尼、吉非替尼、埃克替尼、厄洛替尼，尤其是奥希替尼）做辅助治疗，可延长EGFR突变阳性早中期非小细胞肺癌患者的无病生存期，提高患者的生存质量。

第二节 肺癌新辅助治疗

一、肺癌新辅助治疗的概念及分类

肺癌新辅助治疗指肺癌手术切除前给予的治疗，其主要目的如下：①消除可能存在的微转移病灶；②通过评估治疗后病灶大小及消退情况，可评估治疗反应；③增加完全切除病灶的概率。总的来说，有望使用新辅助治疗达到更好的治疗效果。

新辅助治疗的"新"在何处？放化疗等辅助治疗以前都用于肿瘤晚期患者或者在手术后使用，如今在术前运用这些治疗并发展出一些新的治疗手段，即为"新"辅助治疗。

肺癌新辅助治疗包括新辅助化疗和放疗。近年来，随着靶向药物与免疫检查点抑制剂的快速发展，新辅助治疗又延伸出新辅助靶向治疗及新辅助免疫治疗等（见图8-2）。

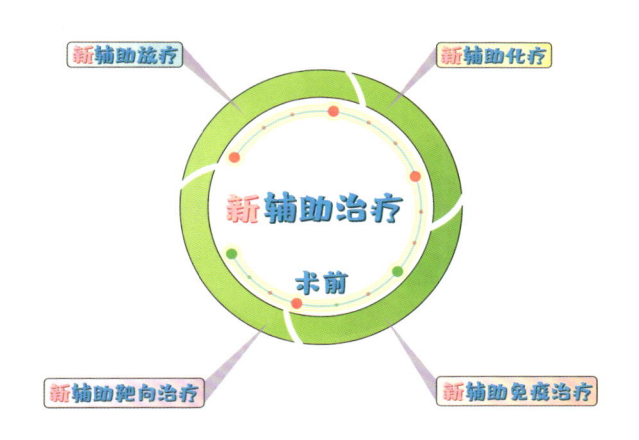

图8-2 肺癌新辅助治疗的分类

二、肺癌新辅助治疗方法的介绍、获益和存在的问题

1. 新辅助化疗

当前的一系列对照研究表明，相比于单纯手术切除治疗，新辅助化疗后手术切除患者的远期预后更佳，且总体并发症发生率未增加。

然而，虽然新辅助化疗效果得到一致认可，但也存在很多问题，如药物毒副作用大，化疗后组织细胞破坏过多而导致手术难度增加。

2. 新辅助靶向治疗

与细胞毒性化疗相比，靶向治疗的毒性较低，可以针对性识别已知的突变肿瘤细胞，通过阻断突变蛋白或生化途径而抑制、靶向破坏肿瘤细胞，进而使肿瘤缩小、分期降低，从而有利于手术治疗，并延长患者的无进展生存期。目前已知的非小细胞肺癌主要突变靶点有 EGFR、ALK、ROS1、NTRK 等。当前，大量临床试验还未完成，关于新辅助靶向治疗还处于探索阶段。

可手术切除的局部进展期非小细胞肺癌患者新辅助靶向治疗仍面临许多需要探索的问题：①尽管靶向治疗的应答率很高，但多数非小细胞肺癌患者在治疗 9～13 个月后会出现疾病进展，最终对靶向药物产生耐药性；②对于靶向治疗过程中疾病进展者，术前靶向治疗周期并不一致，合适的术前靶向治疗周期不确定，且最佳手术时机、术后辅助治疗模式及复发问题仍需要进一步研究。

3. 新辅助免疫治疗

免疫治疗旨在激发人体的免疫系统将癌细胞识别为外来靶点，解除肿瘤细胞免疫逃逸机制，进而有效杀伤肿瘤细胞。新辅助免疫治疗的基本方法为免疫治疗联合或不联合化疗后手术治疗。

结合最新的专家共识，对于可切除的ⅠB～ⅢA期非小细胞肺癌患者，可以考虑术前使用新辅助免疫治疗，同时结合或不结合铂类化疗。建议使用2～4个周期，每两个周期后应进行审查和评估，以更新治疗计划，评估是否可以手术及何时进行手术。手术可以在新辅助免疫治疗的最后一个周期后4～6周进行。目前来说，没有确凿证据证明新辅助免疫治疗会影响手术的进行或安全性。对于肿瘤无进展患者的新辅助免疫治疗，术后可恢复免疫治疗，并可维持1年。

当然，一系列临床研究正在进行，专家普遍认为新辅助免疫治疗会给患者带来福音。

三、患者答疑

1. 我可以直接手术，为什么医生却要推荐我先去做新辅助治疗？

答：与术后辅助治疗一样，新辅助治疗能够消除微转移病灶、降低复发风险、有利于改善患者生存期；且经过新辅助治疗可以缩减肿瘤大小和侵犯范围，降低手术难度，提高手术的安全性。同时，新辅助治疗可以在术前验证肿瘤对药物的敏感度，为之后的治疗提供依据。

2. 什么情况适合使用 PD-1/PD-L1 抑制剂？

答：PD-1/PD-L1（programmed cell death-1，PD-1；programmed cell death-ligand 1，PD-L1）抑制剂是常见的免疫检查点抑制剂，能够使用 PD-1/PD-L1 抑制剂的患者通常会有一些指标，如 PD-L1 高表达、肿瘤突变负荷（tumor mutation burden，TMB）高、EB 病毒编码的小 RNA（Epstein Barr virus encoded small RNA，EBER）阳性等。不过，每款 PD-1/PD-L1 抑制剂都有其独特的适应证，医生会在了解患者疾病特点的情况下进行综合选择。

3. 国内外的 PD-1/PD-L1 抑制剂产品有哪些差别？

答：可以说明的是，目前并没有非常明确的两种免疫治疗药物的头对头研究。各国研发的 PD-1/PD-L1 抑制剂基本原理都相同（见图 8-3），但是各自作用于不同的分子结构域。因此，不是进口药物疗效一定好于国产药物。

4. 使用过进口 PD-1/PD-L1 抑制剂，可以再换用国产的同类药物吗？

答：原则上来说，作用机制相同的药物，并不推荐在耐药后换用。比如同样作用于 PD-1 靶点的派姆单抗和纳武单抗，由于作用机制相同，所以耐药后换用另一种药物的疗效可能并

第八章　肺癌的辅助治疗和新辅助治疗

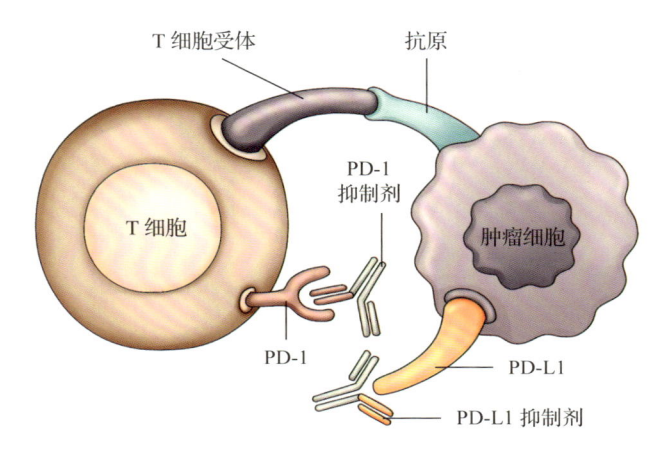

图8-3　免疫检查点工作原理示意

不会很好。而且，目前没有证据证明用针对同一靶点的药物治疗同一疾病，其疗效可能存在差异。

第三节　常见不良反应及处理

辅助治疗和新辅助治疗日新月异，但新的治疗模式与手段也伴随着新的毒副作用特征。

一、常见的化疗相关不良反应

1. 消化道反应

消化道反应是化疗早期出现的最常见的不良反应，表现为恶心、食欲缺乏，严重时可能会引起呕吐。除消化道反应外，部分患者还会出现腹泻、便秘或乏力等。

2. 骨髓抑制

在化疗 1～2 周后，部分患者会出现骨髓抑制，即白细胞计数、血红蛋白或血小板计数出现不同程度的下降，这也是多数化疗会发生的副作用。

3. 脱　发

绝大多数化疗药物可能有脱发的副作用，但脱发通常可逆，化疗全部结束之后，头发还会长出来。

4. 对器官的损伤

化疗药物会对身体不同器官造成伤害，比如肝损伤（化疗后出现的肝炎）、心脏损伤（化疗后出现的心肌炎）、肾损伤（肾炎）等，所以受损的脏器不同，不良反应的表现也不同。

二、常见的放疗相关不良反应

1. 全身不良反应

全身不良反应常见于患者放疗后，消化道反应主要表现为恶心、呕吐、全身乏力等，还有可能出现白细胞计数减少。

2. 局部不良反应

局部不良反应主要与照射部位有关。

（1）照射皮肤，会出现放射性皮炎，早期会出现皮肤红肿，有时脱屑；在放疗后期，皮肤还可能出现局部糜烂甚至溃疡。这些反应都是正常的反应，要及时与医生沟通，以便及时处理。

（2）放疗肺部可能出现放射性肺炎。放射性肺炎基本在放疗3～4周以后或放疗结束后才出现。放射性肺炎的主要表现有干咳、咳嗽、咳痰等。实验室检查有时可以发现患者白细胞计数增高，尤其中性粒细胞计数增高；影像学检查（如拍X线片或胸部CT检查）可见肺局部有炎性液渗出，到后期可能出现肺纤维化。如果患者在放疗之后有胸闷不适等症状，须及时与医生联系，以排除放射性肺炎的可能。

（3）放射性骨髓炎。有的骨头在放射野之内，尤其在高剂量照射后会表现出骨髓坏死，患者可能在早期没什么表现，但后续由于受力，不慎出现病理性骨折，就可能表现为放射性骨髓炎。

（4）照射头部，可能会造成脱发，可出现片状头发脱落，这是因为放疗可能导致放射性毛囊损伤，主要与局部照射有关。

三、常见的免疫治疗相关不良反应

传统化疗、放疗、靶向治疗相关的毒副作用通常会在停药后自行消退。但由于免疫治疗的毒副作用与免疫系统的过度激活直接相关，所以其毒副作用与化疗、放疗、靶向治疗的明显不同，且可能延迟发作，并在停药后仍持续数月。

免疫检查点抑制剂治疗原本考虑可以增强机体免疫力，但是在治疗过程中可能出现矫枉过正的情况，导致免疫系统过度激活，造成免疫细胞攻击自身组织器官而发生相应的不良反应。

免疫治疗在促进免疫系统杀伤肿瘤细胞的同时也可能促使免疫系统攻击人体正常组织、器官，称之为免疫相关不良事件（immune-related adverse events，irAEs）。大量临床研究表明，免疫治疗在多种类型肿瘤治疗中表现出了良好的临床效果。但在治疗期间，也的确有一部分患者会出现不同程度的免疫相关不良事件，极个别甚至出现威胁生命的严重不良事件。因此，早期识别存在免疫相关不良事件发生风险的患者并加以预防，同时在发生不良事件后及时诊治，是取得最佳治疗效果的必要条件。通常情况下，对免疫相关不良事件的处理是一种平衡机体免疫系统功能的行为，旨在不牺牲抗肿瘤治疗效果的条件下抑制免疫反应，使得免疫相关不良事件得到逆转或改善。

总体来讲，最常出现免疫相关不良事件的器官和系统包括皮肤、消化系统和内分泌系统。虽然肺、心脏、神经系统和血液系统等发生免疫相关不良反应的可能性较低，但一旦发生，其程度往往更严重。

1. 皮肤相关不良反应

皮肤相关不良反应的临床表现主要有斑丘疹和瘙痒，还有水疱。现有的临床研究发现,出现皮肤相关不良反应往往预示着抗 PD-1/PD-L1 治疗有效。但要注意的是,皮肤不良反应如果持续发展,可能出现不可挽回的严重后果,大家一定要做到早发现、早处理。

2. 消化系统相关不良反应

消化系统相关不良反应常见于胃肠道,也包括肝毒性、胰腺毒性等。胃肠道的免疫相关不良事件通常为腹泻和结肠炎,大部分免疫相关性肠炎用单药激素治疗能够得到很好控制,遵医嘱服药即可。一定要注意:不能见症状缓解就突然停药,要逐步减量,慢慢停药。

3. 内分泌相关不良反应

内分泌相关不良反应常见甲状腺功能亢进(简称甲亢)、甲状腺功能减退(简称甲减)和垂体炎。垂体炎患者通常会出现急性严重头痛、恶心,可能表现为呕吐和深度疲劳。在出现甲减和甲亢时,不需要停止免疫检查点抑制剂治疗,也不需要糖皮质激素治疗。定期检测甲状腺功能,甲减患者要注意除外中枢性甲减后可行甲状腺素替代治疗。内分泌系统出现的不良反应中,除垂体炎需要予以糖皮质激素处理外,其他内分泌相关不良反应均应采用非激素类药物治疗并对症治疗。

4. 其他相关不良反应

其他相关不良反应包括肺、心脏、神经系统和血液系统等的不良反应,总体来说发生率较低,但往往更严重。当患者出现不适时，一定要及时就诊，由专业医生评估后决定下一步诊治方案。

参考文献

[1] Pignon IP, Tribodet H, Scagliotti GV, et al. Lung adjuvant cisplatin evaluation: a pooled analysis by the LACE Collaborative Group. J Clin Oncol, 2008, 26(21): 3552-3559.

[2] Detterbeck FC, Boffa DJ, Tanoue LT, et al. The new lung cancer staging system. Chest, 2009, 136(1): 260-271.

第九章

肺癌术后的远期治疗及随访策略

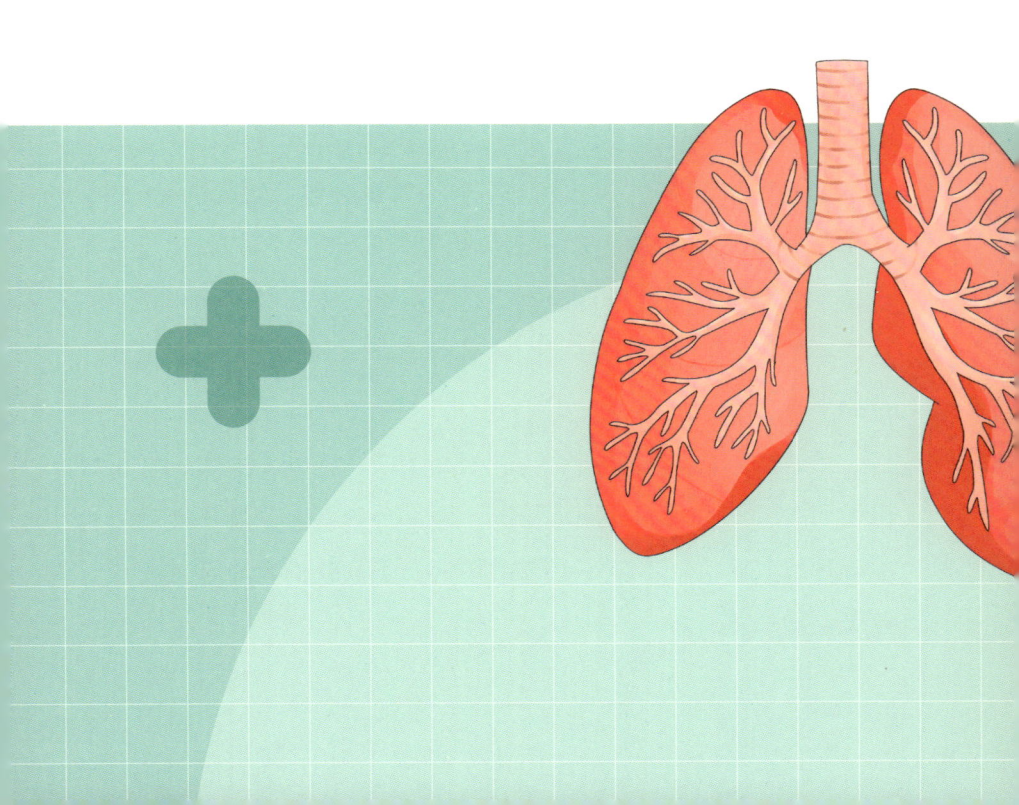

第一节　病理报告的解读

外科手术后通常会拿到两份病理报告。

一份为术中冰冻病理报告，顾名思义就是在手术中切除病灶后立即送检，进行冰冻切片检查后所出示的报告，主要在术中明确病灶的良恶性，以便及时指导手术医生选择下一步的治疗手段。主刀医生通常在术后就会告知家属冰冻病理报告的结果。

另一份为正式的术后组织病理报告，通常会在术后7天左右出示。这份报告一般会全面报告肿瘤的性质、类型、浸润程度、分化程度等情况。正式病理报告通常也会包含切缘情况（阴性说明肿瘤切除较为完整；阳性则说明可能有肿瘤残留）、淋巴结是否转移以及分子标志物表达情况等。术后组织病理是癌症诊断的金标准，对于临床医师进行准确的肿瘤分期有很大的帮助。

正式病理报告通常会有与肿瘤相关的一系列专业名词，用以说明肿瘤的性质、分期等情况，但部分患者和家属可能难以准确理解其含义而产生不必要的烦恼，下面我们就对常见的专业名词做一些解释。

◆ 不典型腺瘤样增生

不典型腺瘤样增生是肺腺癌的一种癌前期病变，也可以理解为正常肺组织转变为肺癌的一个过渡阶段。随着时间的推移及内外各种因素的刺激等，癌前病变极有可能转变为肺癌。因此，如果病理报告为不典型腺瘤样增生，我们可以庆幸手术非常及时，但是后续仍要注意随访和复查。

◆ 原位癌

原位癌是癌症的最初阶段，也可以认为是最轻型的癌症。在这个阶段，肿瘤细胞只在病灶原位生长，发生淋巴结或外周转移的可能性极低。因此，原位癌患者在手术切除后的预后也较好，单纯手术切除治愈率在93%以上，这类癌症患者术后基本不需要放化疗、靶向治疗等。但是，原位癌毕竟也已经是癌症，所以在复查时也不可轻视，还是应该做好术后复查随访，以使术后复发的风险降至最低。

◆ 微浸润性腺癌/浸润性腺癌

癌症发展到这一阶段，说明它已经浸润侵犯周围正常组织，根据浸润程度可以分为微浸润性腺癌和浸润性腺癌。微浸润性腺癌的浸润扩散程度很小，因此其恶性程度与原位癌相差不大。而浸润性腺癌则说明癌组织已经明显或者较为广泛地侵袭周围组织（如上皮、血管、间质等），该类型肿瘤的体积通常会明显大于前述几种，分期也可能随之提升。因此，术后诊疗会更加复杂，可能需要进行辅助治疗（化疗、放疗、靶向治疗、免疫治疗等），以提高肿瘤的清除率，降低复发风险，改善预后。

另外，还要注意病理报告中提到的胸膜侵犯、气管腔内播散、脉管内瘤栓等，这些现象也是肿瘤易复发、转移的征象提示。

◆淋巴结转移

在进行肺部病灶手术时，如果术中冰冻病理诊断为癌，那么至少会采样 1 枚淋巴结，根据病情有时还要做系统的淋巴结清扫。淋巴结转移是肺癌在肺内和肺外转移的一个关键途径。因此，淋巴结采样或清扫的病理报告对癌症的分期也有指导价值。

◆肺癌的病理类型

肺癌常见的病理类型包括腺癌、鳞癌、小细胞癌、神经内分泌癌等，主要根据其组织来源和形态特点进行分类。

◆肺癌的分期

TNM 分期是目前临床上通用的一种分期方法，其中 T 分期代表肿瘤的大小，N 分期代表淋巴结转移的情况，M 分期代表肺外其他器官的转移情况。通过 TNM 分期，可以把患者对应到 Ⅰ～Ⅳ期的分级，分级越高，代表癌症的发展程度越高，预后也往往越差。

通俗地讲，我们常把ⅠA期肺癌称为早早期肺癌，ⅠB/ⅠC期称为早期肺癌，Ⅱ～ⅢA期为中期肺癌，ⅢB～Ⅳ期为晚期肺癌。TNM分期是临床医生对于患者是否需要进一步综合治疗做出判断的重要依据。

第二节　术后的常规复查

许多研究结果表明，肿瘤标志物对肺癌复发的监测起到关键性作用。因此，对肺癌术后患者每次随访均进行肿瘤标志物的检查。

胸部CT是肺癌术后影像学复查最基本也是最常用的手段，其对于发现胸部早期病变具有很高的价值。因此，各大临床指南都推荐对肺癌术后患者定期进行胸部CT检查。

颅脑是肺癌尤其小细胞肺癌远处转移的高发部位。另外，肺癌患者出现无症状脑转移的情况越来越多地被证实，这可能与头颅磁共振成像（MRI）广泛使用有关，其在检测颅内微小病变方面要优于头颅CT，因此对肺癌术后患者通常推荐使用增强MRI检查筛查头部情况。

手"刀"病除

  腹部、骨骼也是非小细胞肺癌转移的常见部位。因此，术后随访检查也可以考虑腹部 B 超或 CT（肝、胆、脾、胰、肾上腺）以及骨骼 ECT（骨扫描）。

  全身正电子发射断层成像（PET）检查常用于一些常规 CT 影像学检查难以鉴别良恶性的病灶。部分良性病变（如肺不张、肺实变、纤维化）有时在 CT 影像上与恶性肿瘤难以区分，而 PET-CT 对其诊断有较高的敏感性和特异性。

  纤维支气管镜检查作为侵入性有创检查手段，不作为常规推荐，仅在患者出现术后肺不张、咯血或者术后病理提示支气管残端轻度不典型增生等特殊情况时酌情选择。

◆ 术后病理提示早期肺癌，后续该怎样复查？要做哪些检查？

  对于术后病理提示原位癌的患者，因为临床上原位癌复发率较低，所以推荐每年至少进行一次常规的全身体检，并以胸部低剂量螺旋 CT 替代胸部 X 线进行肺部检查。

  对于其他早早期和早期肺癌患者，在根治性手术后的前 2 年内，尤其在术后 6～8 个月和 22～24 个月，复发的概率最大，复发部位以胸部为主，因此前 2 年的复查频率应该高一些。推荐前 2 年内，每半年复查一次，其中每年的第一个半年采用局部复查方案（病史、体格检查、肿瘤标志物、胸部平扫 CT），第二个半年选用全身复查方案（在局部复查方案的基础上增加腹部 CT/B 超、头颅增强 MRI、全身骨扫描，或者必要时采用全身 PET-CT 检查）。第 2 年后，每年随访一次，采用全身复查方案，若病情发生变化可加做额外检查（锁骨上淋巴结 B 超、纤维支气管镜、EBUS/EUS、经皮穿刺活检、肺功能、痰液细胞学、胸腔镜等）。

第三节　术后辅助化疗、放疗、免疫治疗后的复查

　　术后做化疗、放疗、免疫治疗的患者往往分期较晚，而分期越晚，患者肿瘤复发和转移的概率也越高，因此复查随访的间隔时间也应该相应缩短。另外，研究显示，接受过术后辅助化疗的患者发生颅内转移的比例更高，因此更高频率的影像学复查有助于更早期发现无症状的复发转移。推荐：前 2 年，每年的前 3 次做局部复查，第 4 次做全身复查。第 3～4 年，每半年复查一次，每年的第一个半年采用局部复查方案，第二个半年选用全身复查方案。第 4 年后，每年复查一次，采用全身复查方案。病情发生变化时，可加做额外检查。另外，对于接受免疫治疗的患者，由于免疫治疗可能引发一些不良事件，所以应该格外注意相关症状的防治，具体可参考本书第八章的内容。

第四节　术后长期靶向治疗后的复查

有研究表明，基因检测 EGFR 阳性的患者在接受靶向药物（TKI）治疗后，转移部位最常见于中枢神经系统，且高发期在 24～36 个月；而在接受辅助化疗后，最常见的为胸腔内转移，高发期在 9～15 个月。为了提高术后复查的检出率并延长患者生存时间，建议前 3 年每 3 个月复查一次，每年第 1～3 个 3 个月采用局部复查方案，第 4 个 3 个月采用全身复查方案。第 4～6 年，每半年复查一次，每年的第一个半年采用局部复查方案，第二个半年选用全身复查方案。第 6 年后，每年复查一次，采用全身复查方案。病情发生变化时，可加做额外检查。

对于术后需要辅助治疗的 ALK 及其他少见基因突变阳性的患者，术后随访方案同上述 EGFR 阳性患者。若患者不需辅助治疗，可在 Ⅰ 期肺癌随访方案的基础上适当增加随访频率。

第五节　术后复发的应对策略

一、肺癌复发的一些表现

虽然对于许多早期非小细胞肺癌患者，手术后复发的概率较低，但总体上来说，肺癌的复发和转移仍然是肺癌患者手术后死亡的主要原因。因此，术后的随访监测非常重要，因为及早发现和治疗是肺癌患者在复发转移或第二原发性肿瘤的情况下提高生活质量、改善预后的最重要手段。如果在近期新出现一些症状，应该提高警惕，及时就医。

肺癌复发的症状主要取决于肺癌复发的部位。若肺癌在肺内复发，随着肿瘤体积的增大，可能会出现肺部相关的症状，比如咳嗽、咯血痰、呼吸困难或者胸痛等；如果发生骨转移，可能出现相应部位的骨痛；如果发生颅内转移，则可能出现头痛、头晕、恶心、呕吐等症状。

二、出现可疑的肺癌复发症状的处理

如果出现上述可疑的肺癌复发症状，应该立即就诊检查，并且应该到专科医生处（胸外科、肿瘤科等）进行检查，而不是做普通常规体检。病史问诊和体格检查是肺癌术后患者随访诊疗复查的基本要求，有助于系统性地了解患者的病情，并且初步发现是否存在复发、转移的可能。另外，专科医生会根据症状出现的部位，安排局部检查或者必要时进行全身检查。

手"刀"病除

三、肺癌复发的治疗策略

肺癌一旦复发，治疗的策略相对复杂，建议选择有经验的大型专科医院就诊。对于肺部局部复发的患者，若病灶可切除，可以选择再次手术，也可以选择局部放疗，主要包括外照射放射治疗（external beam radiotherapy，EBRT，或称外照射放疗）和立体定向放射治疗（stereotactic body radiotherapy，SBRT，或称立体定向放疗）（见图9-1）等；如果出现支气管内阻塞，可以选择激光消融、支架置入等介入治疗，也可选择外照射放疗或近距离放疗，另外光动力治疗也可作为考虑的选项；如果出现纵隔淋巴结复发，可以选择同步放化疗或者全身治疗（化疗、靶向治疗、免疫治疗）；如果出现严重的咯血症状，可以考虑手术治疗、激光消融或栓塞，也可以选择外照射放疗或者近距离放疗；如果发生远处转移，对于骨转移，若有骨折风险，可考虑骨科固定加姑息性外放疗，也可考虑双膦酸盐或地诺单抗治疗；对于弥漫性脑转移，可考虑姑息性外放疗；若是脑部寡转移，可以考虑单纯立体定向放疗（见图9-1）或手术切除。

总而言之，即使肺癌复发，也无须过于担心，目前有多种方案可以应对，尤其是近年来新出现的免疫治疗药物用于治疗晚期肺癌常有意想不到的良好效果。因此，在心理上应该保有信心，积极配合医生的治疗，并定期复查和随访。

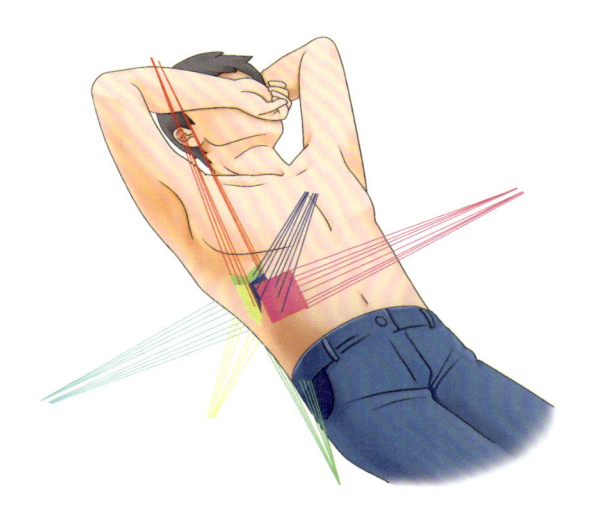

第九章 肺癌术后的远期治疗及随访策略

图9-1 立体定向放疗示意

参考文献

[1] Cho A, Hur J, Hong YJ, et al. Prognostic impact of cytological fluid tumor markers in non-small cell lung cancer. Tumour Biol, 2016, 37(3): 3205-3013.

[2] Reinmuth N, Brandt B, Semik M, et al. Prognostic impact of Cyfra21-1 and other serum markers in completely resected non-small cell lung cancer. Lung Cancer, 2002, 36(3): 265-270.

[3] Wang L, Wang D, Zheng G, et al. Clinical evaluation and therapeutic monitoring value of serum tumor markers in lung cancer. Int J Biol Markers, 2016, 31(1): e80-e87.

[4] Bayarri-Lara CI, de Miguel Pérez D, Cueto Ladrón de

Guevara A, et al. Association of circulating tumour cells with early relapse and ^{18}F-fluorodeoxyglucose positron emission tomography uptake in resected non-small-cell lung cancers. Eur J Cardiothorac Surg, 2017, 52(1): 55-62.

[5] Chiu CH, Chern MS, Wu MH, et al. Usefulness of low-dose spiral CT of the chest in regular follow-up of postoperative non-small cell lung cancer patients: preliminary report. J Thorac Cardiovasc Surg, 2003, 125(6): 1300-1305.

[6] Lee JI, Lee YJ, Park KY, et al. Fate of newly detected lesions during postoperative surveillance for non-small cell lung cancer. Ann Thorac Surg, 2013, 95(6): 1867-1871.

[7] Schneider BJ, Ismaila N, Altorki N. Lung cancer surveillance after definitive curative-intent therapy: ASCO guideline summary. JCO Oncol Pract, 2020, 16(2): 83-86.

[8] Sánchez de Cos J, Sojo González MA, Montero MV, et al. Non-small cell lung cancer and silent brain metastasis. Survival and prognostic factors. Lung Cancer, 2009, 63(1): 140-145.

[9] Toba H, Sakiyama S, Otsuka H, et al. ^{18}F-fluorodeoxy-glucose positron emission tomography/computed tomography is useful in postoperative follow-up of asymptomatic non-small-cell lung cancer patients. Interact Cardiovasc Thorac Surg, 2012, 15(5): 859-864.

[10] Westeel V, Choma D, Clément F, et al. Relevance of an intensive postoperative follow-up after surgery for non-small cell lung cancer. Ann Thorac Surg, 2000, 70(4): 1185-1190.

[11] Mollberg NM, Ferguson MK. Postoperative surveillance for non-small cell lung cancer resected with curative intent: developing a patient-centered approach. Ann Thorac Surg, 2013, 95(3): 1112-1121.

[12] Lou F, Sima CS, Rusch VW, et al. Differences in patterns of recurrence in early-stage versus locally advanced non-small cell lung cancer. Ann Thorac Surg, 2014, 98(5): 1755-1760; discussion 1760-1761.

[13] Watanabe K, Tsuboi M, Sakamaki K, et al. Postoperative follow-up strategy based on recurrence dynamics for non-small-cell lung cancer. Eur J Cardiothorac Surg, 2016, 49(6): 1624-1631.

[14] Arriagada R, Dunant A, Pignon JP, et al. Long-term results of the international adjuvant lung cancer trial evaluating adjuvant Cisplatin-based chemotherapy in resected lung cancer. J Clin Oncol, 2010, 28(1): 35-42.

[15] Douillard JY, Rosell R, De Lena M, et al. Adjuvant vinorelbine plus cisplatin versus observation in patients with completely resected stage IB-ⅢA non-small-cell lung cancer (Adjuvant Navelbine International Trialist Association [ANITA]): a

randomised controlled trial. Lancet Oncol, 2006, 7(9): 719-727.

[16] Xu ST, Xi JJ, Zhong WZ, et al. The unique spatial-temporal treatment failure patterns of adjuvant gefitinib therapy: a post hoc analysis of the ADJUVANT trial (CTONG 1104). J Thorac Oncol, 2019, 14(3): 503-512.

第十章

肺癌术后生活质量评价

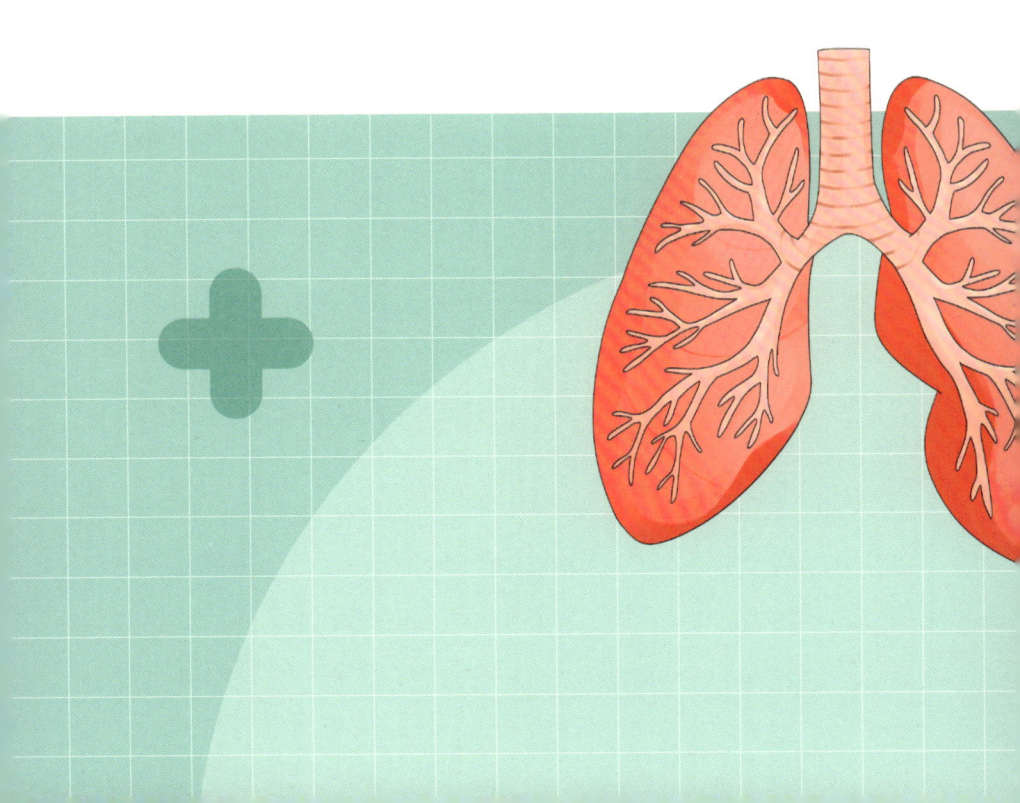

第一节　术后生活质量有学问

当今医疗的目的不仅是促进患者躯体功能恢复，而且要促进其心理和社会功能恢复。随着科技的进步和经济的发展，人们的物质生活水平不断地提高，在满足自身生活基本需求的同时，人们对自身生活质量的关注度越来越高，这也要求医疗需要从"治病"向"治人"转变。对于多数肺癌手术患者，疾病带来的心理压力以及手术造成的躯体创伤，让其在术后长期承受沉重的心理压力和疾病负担，不仅影响后续治疗效果，而且显著影响术后生活质量。

生活质量（quality of life，QoL）是人们对生活状态好坏的一种名词定义，也有学者将其译为生命质量、生存质量。世界卫生组织指出，它是不同文化、价值体系中的个体对与他们的目标、期望、标准及与关心事情有关的生活状态的综合满意程度，及对个人健康的一般感觉。该术语被引入医学研究领域时，主要指个体生理、心理、社会功能三方面的状态评估。在我国，生活质量领域的涉足始于20世纪80年代，但是与肺癌相关的生活质量研究相对缺乏，尤其是关于肺癌患者术后生活质量的研究。因此，本章将聚焦肺癌术后生活质量评价，让更多患者朋友可以从中有所收获，从而过得舒心、活得精彩。

第二节　术后生活质量需重视

　　癌症治愈仍然是患者和医疗工作者的最终目标，在医疗技术手段不断进步的今天，患者对治疗后的生活质量需求也日益提高。因此，在治疗疾病的同时，我们还需要促使患者躯体、心理、社会功能等达到良好的状态。

　　目前，虽然肺癌手术已经进入微创时代，但是术后疼痛、气短、咳嗽、疲劳等症状仍十分常见，且难以避免。部分患者甚至会在比较长的时间内受这些症状的困扰，而影响术后生活质量。目前，临床上主要关注患者术后短期内的并发症和症状，而仍没有足够重视患者出院后的症状管理。有研究发现，肺癌患者术后 2 周内出现的症状数目平均可达 8 个，如果患者术后长期受 2 种以上的症状困扰，则会明显影响术后生活质量，甚至影响手术治疗效果。但也不必过于恐惧和焦虑，多数患者症状的严重程度在术后 3 个月内会逐渐下降，并基本恢复到术前状态。当然，生活质量的影响因素不仅包括手术创伤导致的生理负担，还包括心理负担和社会负担。当前较多的研究结果表明，癌症患者在治疗过程中普遍存在明显的焦虑和抑郁情绪，这会直接影响患者的食欲、精神状态和睡眠质量，进而导致内分泌紊乱和免疫功能失调，影响治疗效果，甚至加速病情进展，影响患者的生活质量。患者最关注的问题是自身病情严重程度和手术治疗效果，然而对此的过度关注也是他们产生焦虑、抑郁、恐惧等不良情绪的主要原因。因此，医护人员在对患者进行术前宣教、谈话、访视时，会尽可能从不同方面来解答患者术中、术后可能提出的问题，介绍如何采取保障措施或者不同学科如何通力协作，做到与患者充分沟通，从而缓解患者焦虑、抑郁的不良情绪。而社会负担主要源于患者的家庭、朋友、同事以及自身在社会工作中的压力。社会关系的感情和社会生存的经济支持是影响生活质量的主要因素。社会负担小的患者拥有较好的生活状态，这在疾病治疗和身心健康方面发挥着重要的外部作用。社会功能健全对患者术后的身心康复也有重要的作用，是提高患者术后生活质量不可或缺的一部分。

现代医学的核心内涵是"以患者为中心"，不仅需要促进患者的生理康复，还需要关注其心理康复。传统医学理念是"治病"，这与"治人"的现代康复理念要求还有一定的距离，以并发症、住院日等指标来评价患者"康复"是不够的，规范可行的生活质量评价才能客观反映患者术后的感受。对患者进行生活质量评价，不仅仅是简单的随访，还有以下几个重要的方面：①有助于及时评价镇痛、止吐、抗肿瘤药物治疗效果等，便于及时调整治疗方案；②有助于医务人员对患者术后的症状进行预警和干预，减轻患者术后的症状负担；③有助于掌握患者术后治疗和生活状态，制定和优化术后管理方案；④有助于改善患者的生活状态，延长术后的生存期。

第三节　生活质量评价讲科学

　　通过上述介绍，我们对生活质量评价已经有了初步的认识，那么生活质量评价具体应该怎么做呢？
　　由于术后的各种症状是患者对生理或心理不适的主观感受，所以对症状的评估难以客观量化，在实际临床工作中常常需要用到各种评估量表，来确定患者的症状严重程度以及对生活的影响。目前，国际上常用的症状评估量表有很多种，可以简单地分为针对单一症状的评估量表和针对多个症状对患者影响的评估量表。前者包括简明疼痛量表、疲劳量表、呼吸困难评分、莱斯特咳嗽问卷等。后者有三个最常用、最有效可靠的生活质量评价量表，分别是欧洲癌症研究治疗组织（EORTC）研制的生活质量问卷（QLQ-C30）、美国西北大学的癌症治疗功能评价系统（FACT）以及简明健康状况量表（SF-36）。QLQ-C30包括30个条目，分为功能、症状、总体生活质量等领域，根据不同肿瘤还有不同的问卷模块，比如肺癌除需要完成这30个问题以外，还需要完成13个条目的特异性问卷。FACT包括生理、情感、社会家庭和功能状况几个方面，不同的癌症也包括不同的特异性问卷模块。SF-36则包括躯体健康、社会功能、心理健康等几个维度。生活质量评价需要全面了解患者的总体生活质量，其需要从多个方面进行调查，相对烦琐，对患者来说是一个不小的负担，需要患者有一定的依从性。认知水平较差的高龄患者需要在医务人员或者家属的指导下进行调查，完成率可能不高。目前，国内肺癌患者术后进行生活质量评价的普及程度低，多数情况下是通过医院的门诊或电话随访主动完成的。

早在20世纪70年代，国际上针对生活质量评价就开始了以患者为中心的模式，即在没有医务人员解释和干预的情况下，患者直接对自身健康状况进行反馈，也称患者报告结局（PRO）。研究认为，由患者本人评价自身症状、功能，可能比医务人员评价更加准确。随着互联网医疗的普及，国内越来越多的医疗中心针对肺癌术后患者制定了生活质量评价策略，包括医疗人员定时联系患者评价，或者患者通过互联网途径主动反馈术后的各种不适。目前，最主要的途径仍是患者主动前往门诊寻求医疗帮助。无论哪种方式，无论是否进行规范完整的生活质量评价，提高患者术后生活质量始终是医患共同的目标，"以患者为中心"的医疗照护模式也是必然的发展趋势。

第四节 提高术后生活质量有妙招

肺癌患者术后最常见的症状包括咳嗽、疼痛、头晕、恶心、呕吐、疲劳、皮下气肿、气短、失眠、便秘等，这些症状是患者术后躯体不适和心理焦虑的主要来源。因此，我们将针对肺癌患者术后常见的症状和问题进行解答，让患者知道哪些是术后正常现象，哪些需要医疗干预。总体原则是患者一旦感觉术后症状对生活、工作、睡眠产生影响，应及时就医寻求帮助。

一、咳嗽

经历过肺部手术的患者都知道，在术前和术后宣教中，医护人员总是强调需要主动咳嗽。咳嗽的主要目的就是把痰液咳出来，防止肺部感染、肺不张等并发症，促进肺复张。然而，大多数患者在出院后会发现，接触冷空气、油烟等刺激时会咳嗽，或者喉咙非常干痒也会忍不住咳嗽。这些都是肺部手术后常见的现象，主要是手术副反应，可能与手术方式和部位、纵隔淋巴结清扫、术后肺部并发症、术前合并慢性疾病等多种因素有关。多数人会持续 1~2 个月，有的甚至会持续半年以上。其实，几乎所有的肺癌患者术后都会经历咳嗽，只是程度不同而已。因此，对肺癌术后患者，需要针对可能存在的病因防治咳嗽。

1. 对于术前就有咳嗽或者气道高反应的患者，应于术前进行药物干预，对症治疗。

2. 对于术后严重咳嗽的患者，要及时复查，通过胸片或者 CT 检查来明确有无肺不张或明显的胸腔积气、积液。如果有，可能需要进行气管镜检查或者胸腔穿刺。

3. 胃食管反流患者也会有咳嗽症状，可结合其他典型临床表现（如烧灼感和反流症状）做初步判断。对这类患者，常用的治疗药物有：①质子泵抑制剂，如奥美拉唑；②胃动力药，如多潘立酮、莫沙必利片；③组胺 H_2 受体拮抗剂，如雷尼替丁。

4. 术后如有持续性明显咳嗽，需前往专科门诊就诊。常用的镇咳药有：①中枢性镇咳药，如可待因、右美沙芬；②外周性镇咳药，如那可丁、苯佐那酯、苯丙哌林；③复方制剂，如复方甲氧那明胶囊。此外，美国胸科协会将抗癫痫药加巴喷丁用于难治性咳嗽，但这属于超说明书用药。

5. 避免刺激性物质或过敏原的吸入，建议在空气条件较好的环境中休养康复。

二、疼　痛

疼痛是术后短期内最明显的症状。手术造成的肌肉和神经创伤是术后疼痛的直接原因，术后胸腔引流管对伤口的挤压也会加重术后疼痛。许多患者认为，微创手术仅仅是打几个"洞"而已，不会有多痛，相比于镇痛药的副作用，疼痛咬咬牙忍忍就过去了。这部分患者在忍耐中度过围手术期，但往往忽略了疼痛所造成的危害。疼痛的危害主要有：①患者逃避主动咳嗽，呼吸深度不够，排痰效果差，可能导致发生肺部感染、肺不张甚至呼吸衰竭等并发症；②血压升高，心率增快，诱发心房颤动，严重的可导致心脑血管意外；③抑制胃肠道蠕动，消化功能恢复慢；④促进血栓形成，诱发心脑血管意外、肺栓塞等；⑤降低免疫系统功能；⑥增加焦虑、抑郁等不良情绪，影响睡眠；⑦急性疼痛控制不佳会发展为慢性疼痛，长期影响生活质量。可见，术后疼痛会明显影响肺部手术后的康复速度，因此我们常鼓励患者"痛要大声说出来"。

1. 术后镇痛需要多管齐下。目前，外科手术提倡超前镇痛和多模式镇痛。术前使用非甾体抗炎药，手术结束进行肋间神经阻滞局部麻醉，返回病房使用自控镇痛（PCA）联合非甾体抗炎药全身性镇痛。非甾体抗炎药副作用少、应用广泛，如布洛芬、对乙酰氨基酚、塞来昔布、帕瑞昔布钠等，这类药物安全有效，恶心、呕吐及腹胀等不良反应的发生率低。但是需要注意，合并冠心病、冠脉搭桥术后、严重高血压、消化道溃疡的患者不能使用非甾体抗炎药。自控镇痛就是我们常说的"镇痛泵"或者"麻药包",这是预先设置药物浓度、输入参数,再由患者自我管理的一种镇痛方式,镇痛药通常用强阿片类,例如吗啡、羟考酮、氢吗啡酮、芬太尼等。镇痛泵一般将药物匀速、持续地输注给患者,当患者感到疼痛加重或者准备进行动作较大的活动时,只需按下加药按钮,镇痛泵就会自动追加输注药物,达到缓解疼痛的目的。虽然镇痛泵的镇痛效果更好,但是部分患者对阿片类药物的副作用较敏感,易出现恶心、呕吐等不良反应,这时需要暂停使用或者减少剂量,及时告知医务人员调整镇痛方案。患者根据自身疼痛感受,亦可提前结束镇痛泵的使用。

2.出院后,一般建议患者继续服用非甾体抗炎药3～7天。部分患者出院后出现神经病理性疼痛,表现在伤口不痛但切口附近出现烧灼针刺样疼痛,建议患者前往疼痛科门诊就诊,通常口服普瑞巴林可以缓解。

三、头　晕

部分患者术后会出现头晕症状,这通常在术后1～3天内发生,有些则在出院后发生,其原因可能有以下几个方面。

1.术前禁食或手术时间长,同时术前、术中能量补充不足,或是糖尿病患者饮食不足而未调整降糖药用量,可能引发低血糖,使患者出现头晕症状,其一般还会同时伴有出汗、震颤、心悸、饥饿等症状。通过床旁检测血糖可以明确诊断,通过补液或进食可以缓解。

2. 患者术后卧床时间较长,当坐起或者站立时,头部血供相对不足,可能引起头晕症状。通常,恢复卧位休息静养一段时间,并增加饮水,可自行缓解。高血压患者术后未服用降压药,血压控制不佳,也会出现头晕,需及时用药控制血压。

3. 手术后麻醉药物代谢需要一定的时间,尤其是脂肪含量较多的患者,因为部分药物代谢会受脂肪影响,脂肪较多则药物代谢较慢,也可以导致头晕,一般休息后可逐渐好转。

4. 若患者术前有头晕症状或者合并引起头晕的疾病,则术后头晕也可能与合并疾病相关,需针对病因治疗。

5. 若患者术后头晕无明显缓解,出现单侧肌力减弱,口齿不清,嘴角、吐舌歪斜,则需要及时向医务人员报告,及时进行神经系统查体,完善头部 CT 或 MRI 检查,排查术后脑梗死等情况。

四、恶心、呕吐

术后恶心、呕吐较常见于术后 48 小时内。通常有如下原因。①麻醉因素:麻醉用药能延迟胃排空,诱发术后恶心、呕吐;术后镇痛泵的使用,即阿片类镇痛药的使用也会导致恶心、呕吐等副作用。②手术因素:手术时间越长,致吐性麻醉药会在体内大量积累,尤其是手术时间超过 3 小时的,术后恶心、呕吐的发生率越高。③患者因素：研究发现，女性患者全身麻醉术后比男性患者更易发生恶心、呕吐，这可能与雌激素相关。此外，既往有晕动病史的患者更易发生术后恶心、呕吐。如果呕吐剧烈，患者可延迟进食时间，适当增加静脉液体补充，同时寻求医生的治疗帮助，常用的药物有东莨菪碱、苯海拉明、昂丹司琼、甲氧氯普胺、激素等。

五、疲 劳

术后疲劳是指患者在术后康复过程中出现不同程度的肌肉无力、睡眠时间延长、注意力涣散、行为与思维缺乏主动性等一系列临床症状。疲劳往往来自并发症或者其他症状，如失眠、肺部感染、贫血、营养不良等。

对疲劳的治疗措施可以有以下几个方面。

1. 行为干预。术后可以通过简单的放松训练，如深呼吸、听音乐、冥想、温水泡脚等，舒缓情绪，调整睡眠时间，必要时可以服用助眠药物。另外，术后应加强呼吸功能锻炼，通过呼吸训练器、吹气球、腹式呼吸等，锻炼呼吸肌，并学会正确的咳嗽方式，积极主动地咳出气道分泌物，预防肺部并发症。

2. 调整心态。树立良好的心理状态，克服对手术和疾病的恐惧与焦虑，出院后应积极回归到正常的工作和社交生活中，从家庭、朋友处获得支持，满足心理需要。如果不良情绪自我调整困难，则需要积极地寻求医务人员的专业疏导，以便进行有效干预。

3. 饮食调整。肺部手术不会影响消化道功能，因此术后 4～6 小时即可逐步恢复饮食。术后早期进食有利于保护和恢复胃黏膜屏障，缓解肠麻痹，促进胃肠道快速恢复。建议术后饮食以低盐低脂、高蛋白为原则。主食可为馒头、稀饭、米饭、面条等，合理搭配蔬菜水果，建议增加鸡鸭鱼虾等优质蛋白摄入，减少油脂的摄入。良好的营养状态才能充分满足能量需求，保持免疫功能稳定，改善术后疲劳状态。

4. 中医疗法。传统中医的按摩疗法、针灸和艾灸疗法等具有疏通经络、调和气血、促进胃肠功能恢复和提高免疫力的功效，有利于缓解术后疲劳状态。

六、皮下气肿

由于手术破坏了胸腔的密闭性，所以术后常见皮下气肿。皮下气肿表现为气体局部聚集在皮下，导致皮肤充气肿胀，有时气体会向头部、颈部、腹部扩散。触诊时有明显捻发感，影像学检查可见皮下气体密度影。多数患者表现为轻、中度皮下气肿，不需要临床处理，通常会逐渐消退，可以对切口适当加压包扎。咳嗽时伤口的鼓动也是常见的现象，患者不必过度焦虑。真正需要临床干预的重度皮下气肿相对较少，如果发现重度皮下气肿，需要密切监测患者生命体征，必要时安置胸腔引流管或者通过皮肤小切口排气，加速恢复和皮下气肿吸收。

七、气　短

气短是肺部手术患者常见的症状，主要表现为呼吸急促、呼吸费力。肺癌患者术后气短的原因主要有以下几个方面。①疼痛：一方面，患者因为害怕呼吸时胸廓运动而加重疼痛，采用浅快的呼吸方式，导致气体交换不足，从而有胸闷、气短的表现；另一方面，疼痛影响患者咳嗽排痰效率，可能导致肺不张。②肺功能不足：手术切除了部分肺组织，储备的肺功能短期内达不到足够的代偿，或者患者基础心肺功能差，导致术后肺功能下降，从而出现气短的症状。③术后肺部并发症：肺部感染、胸腔大量积气积液、呼吸衰竭等术后并发症都可能导致患者出现气短和呼吸困难的症状。术后气短可以通过肺康复训练改善，具体方法参考前述章节内容。

八、失　眠

外科手术患者术后失眠的原因主要包括生理和心理两个方面。

1. 生理原因

（1）疼痛是影响睡眠的最主要原因。另外，各种导管和引流管引起的不适也是影响睡眠的重要原因，如胸腔闭式引流管、输液管、镇痛泵装置、心电监护、导尿管、吸氧管等，多种导管和线路留置会造成患者活动不便。因此，合理减少不必要的管道和线路，有助于患者积极下床自主活动，促进术后康复，提高睡眠舒适度。

（2）术后要求部分患者处于半卧位或者抬高下肢，这样有利于胸腔引流和增加回心血量。然而，患者长时间处于这些体位会感到劳累和不适，从而导致入睡受影响。对此，在病情允许的情况下，尽量为患者取舒适体位。

2. 心理原因

精神较紧张和敏感的患者对疾病预后非常担忧，术后长期的躯体不适使患者易出现焦虑、抑郁等不良情绪。消极的情绪及术后心态的改变易引发失眠，影响睡眠质量。

对失眠的患者，应积极寻找原因，改善影响睡眠的因素；对于精神心理因素导致的失眠，应该及时寻求医疗帮助，以缓解不良情绪。

九、便 秘

肺部手术后便秘较为普遍，诱发术后便秘的原因主要有以下几个方面。①药物因素：阿片类镇痛药使肠蠕动减弱、肠液分泌减少，从而导致便秘。②生活因素：纤维食物摄入量少、饮水不足、术后运动不足，使胃肠蠕动减弱。③心理因素：对住院环境的陌生感以及紧张焦虑的情绪，会使患者抵触排便。④其他因素：有腹部手术史、肝脏疾病、便秘史等的患者术后发生便秘的可能性较其他患者高。

术后便秘的诱因众多，术后便秘的防治需要采取综合性的方法。一方面，对患者进行心理疏导，缓解患者的紧张情绪；

另一方面，改善饮食结构，增加膳食纤维和饮水，加强术后运动，结合腹部按摩，预防便秘。若以上方法效果不佳，应该积极就医，服用促进胃肠动力的药物和缓泻药物。

第五节　术后焦虑不可取

　　肺癌患者往往承受着巨大的精神压力，这个负性生活事件常导致患者心理应激。病理报告上的"癌"字让许多患者坐立难安，整日担惊受怕。事实上，患者朋友们可能对早期肺癌的预后以及肺癌的治疗发展了解不够，可能常被互联网上关于肺癌的各种信息所误导，使自己陷入焦虑之中而影响正常的生活和工作。殊不知在经过手术或者综合治疗后，患者完全可以回归到正常生活。一个人在面临有可能造成自己人生巨大改变的事件时，对该事件的理解是非常重要的。因此，患者对自己的病情及治疗期间的反应要有正确的认识。

　　随着肺癌研究的发展，靶向治疗、免疫治疗已经进入医生的视野，肺癌不像以前那样让人难以招架。早期肺癌通过外科手术是完全可以治愈的，有时在术后甚至无须做其他治疗，除术后定期复查之外，与以前一样正常生活即可。特别对于体检发现的肺部磨玻璃小结节，只要肺癌病灶的浸润程度不高，手术的治愈率可达100%。对于中晚期肺癌，目前靶向治疗以及免疫治疗都被证明十分有效。医生努力为患者治疗，患者也不应使自己的情绪处于负面状态，乐观的态度有时可以增强治疗的效果。

患者务必保持乐观开朗的心态，坚信自己一定能战胜疾病。有研究表明，抑郁等心理反应会导致机体免疫抑制、自然杀伤细胞减少及活性降低，从而使癌症患者免疫系统功能降低。情绪问题会造成更大的症状负担，消极悲观的情况对康复是非常不利的，而身体上的状况也会增加患者情绪问题的严重性。只有调节好心态，树立信心，积极配合治疗，才能调动身体内部的抗病机制以利于康复。

参考文献

[1] Lowery AE, Krebs P, Coups EJ, et al. Impact of symptom burden in post-surgical non-small cell lung cancer survivors[J]. Supportive Care in Cancer, 2013, 22(1): 173-180.

[2] 邵茜茜，刘东英. 肺癌患者肺叶切除术后症状群调查研究[J]. 护理学报，2018，25（18）：4.

[3] 王明铭，李霞，车国卫，等. 肺癌患者术后症状评估量表的有效性及临床应用[J]. 中国胸心血管外科临床杂志，2017，24（6）：6.

[4] 林嵘嘉，车国卫，徐志华，等. 肺癌患者电视胸腔镜手术后咳嗽的影响因素分析：单中心前瞻性研究 [J]. 中国胸心血管外科临床杂志，2017，24（10）：748-752.

[5] Yang P, Cheville AL, Wampfler JA, et al. Quality of life and symptom burden among long-term lung cancer survivors[J]. J Thorac Oncol, 2012, 7(1): 64-70.

[6] Fagundes CP, Shi Q, Vaporciyan AA, et al. Symptom recoveryafter thoracic surgery: measuring patient-reported outcomes withthe MD Anderson symptom inventory[J]. J Thorac Cardiovasc Surg, 2015, 150(3): 613-619.e2.

[7] Bergman B, Aaronson NK, Ahmedzai S, et al. The EORTC QLQ-LC13: a modular supplement to the EORTC core quality of life questionnaire (QLQ-C30) for use in lung cancer clinical trials[J]. Eur J Cancer, 1994, 30(5): 635-642.

[8] 戴维，石丘玲，李强，等. 基于患者报告结局的症状管理在肺癌外科的应用现状 [J]. 中国胸心血管外科临床杂志，2020，27（10）：7.

[9] 车国卫，刘伦旭，石应康. 加速康复外科临床应用现状与思考 [J]. 中国胸心血管外科临床杂志，2016，23（3）：5.

[10] 唐煜东，梅小丽，郑娥，等. 胸部肿瘤术后患者不良情绪现状及影响因素分析 [J]. 中国胸心血管外科临床杂志，2018，25（1）：4.